T0247233

BESTSELLER

Mónica Salmón. Escritora y psicóloga clínica, nació el 1 de enero de 1978. Es fundadora y directora del Círculo Armónico del Cáncer: espacio terapéutico para pacientes y familiares oncológicos. El 13 de mayo de 2013 publicó *Debajo de mi piel*, un homenaje a la memoria de su madre, basado en hechos reales, que expresa su experiencia ante la enfermedad, el dolor y la lucha por la vida. También es autora de la novela erótica *Que quede entre nosotros* (Debolsillo bestseller, 2017) y del thriller psicológico basado en hechos reales *Cuídame de ti* (Grijalbo, 2019). En 2012 recibió el máximo galardón Canadem Premio Nacional de la Mujer por su valiosa aportación al género femenino. Actualmente es conductora del programa de radio "Café sin ego".

Debajo de mi piel

Mónica Salmón

DEBOLSILLO

Debajo de mi piel

Primera edición: diciembre, 2020

D. R. © 2013, Mónica Salmón

D. R. © 2020, derechos de edición mundiales en lengua castellana:
Penguin Random House Grupo Editorial, S. A. de C. V.
Blvd. Miguel de Cervantes Saavedra núm. 301, 1er piso,
colonia Granada, alcaldía Miguel Hidalgo, C. P. 11520,
Ciudad de México

www.megustaleer.mx

ISBN: 978-607-319-198-2

Impreso en México – *Printed in Mexico*

El papel utilizado para la impresión de este libro ha sido fabricado a partir de madera
procedente de bosques y plantaciones gestionadas con los más altos estándares ambientales,
garantizando una explotación de los recursos sostenible con el medio ambiente y beneficiosa para las personas.

Penguin
Random House
Grupo Editorial

Índice

Promesa cumplida: para ti, mamá.

PRÓLOGO

Es verdad que frente a la pérdida de un ser amado nadie puede explicarnos el dolor, pues éste parece no tener límites, porque su profundidad es enigmática e intransferible. Es verdad, también, que en una situación como ésta —la de la pérdida—, los seres humanos nos sintamos identificados los unos con los otros, acaso porque es la muerte la que siempre pone en relieve lo importante sobre lo trivial; y lo que siempre es importante es la vida.

El libro que el lector tiene en sus manos es justamente eso, un testimonio de vida. Ésta es, ante todo, la historia de una mujer extraordinaria cuyas decisiones fueron tan libres y su voluntad de vivir, tan expansiva que enfrentó la muerte con la misma intensidad y entereza. Parece sencillo llevar a cabo esas máximas que nos recuerdan que conviene reír sin esperar a ser dichoso, no sea que nos sorprenda la muerte sin haber realmente experimentado plenitud; pero no es nunca sencillo porque la vida siempre está poniéndonos a prueba. Como tampoco es sencillo que al amar la vida de súbito tengamos que enfrentarnos a su final.

El testimonio de existencia que Mónica Salmón nos ofrece habla de este tránsito. Al compartirnos la historia de su madre, conocemos el legado de una mujer que supo hacer de la vida, antes y después que se le diagnosticara cáncer, un entorno amoroso y fecundo. Se dice que únicamente aquellos que evitan el amor pueden evitar el dolor del duelo. Y es por eso que este libro es, además de un testimonio, una expresión solidaria; no sólo porque Mónica Salmón se propone dignificar la manera valiente en la que un ser querido y la familia enfrentaron la enfermedad y el proceso doloroso de la muerte, sino porque esta historia busca ser un trayecto compartido para aquellas personas que han pasado por una situación semejante.

El pesar oculto, como un horno cerrado, quema el corazón hasta reducirlo a cenizas, escribió Shakespeare. Y ésa es la razón por la cual una sociedad tan afectada por la palabra *cáncer* necesita hablar. *Cáncer* es una palabra que ha marcado, sin duda, el lenguaje de nuestro tiempo. El término sigue causando un impacto social muy fuerte incluso en un periodo histórico como el actual, que muestra signos de evolución tanto en los campos de la ciencia y tecnología, como en aquellos en donde se busca entender emocionalmente las enfermedades de nuestra época. Por un lado, casi siempre hay una historia de cáncer cerca de nosotros; por otro, continúa siendo tan relevante el tema en materia de salud pública que la información disponible es vasta, condición que a veces resulta abrumadora porque se sabe tanto del cáncer que, al mismo tiempo, cuando éste llega, no se sabe nada de cómo enfrentarlo, de cómo hablar de él. Resulta paradójico que al haber tanta información sobre un tema tan sensible, sigan existiendo tantos tabúes a su alrededor.

Tal es el propósito de este libro: *hablar*; no permitir que una experiencia tan avasalladora como la de una enfermedad que involucra no sólo al paciente, sino también a los que lo rodean nos quite la urgencia por expresar todo lo que se aprende en el proceso, desde conocer los extremos de emoción más justificados, hasta plantear los reclamos más necesarios.

La vivencia individual del cáncer se convierte en una vivencia colectiva. Por eso Mónica Salmón, quien rompe el silencio una vez pasado el duelo, se encarga de poner énfasis en los detalles de los que casi no se habla: ¿En qué circunstancia se recibe un diagnóstico de dicha magnitud? ¿Cuáles son las primeras reacciones de los involucrados? ¿Cómo en medio de la incertidumbre se comienza a construir otra vida —pues es evidente que ese momento marca con claridad un límite y nos convierte en otro—? ¿Qué pasa con el mundo físico y emocional de una persona enferma? ¿Cómo la sociedad convive abierta o veladamente con las personas que tienen cáncer?

¿Por qué se establecen relaciones de dependencia con los médicos? Y ¿hasta dónde ellos, los médicos, se involucran como profesionales y como seres humanos capaces de ser empáticos frente al dolor y las circunstancias de sus pacientes?

Aunque cada persona enfrenta la enfermedad de una manera única, lo que Mónica Salmón propone en la segunda parte del libro resulta edificante por cuanto busca proponernos una guía a través de la cual se puedan compartir ciertas experiencias. Experiencias que nos explican con sencillez tanto los procedimientos prácticos (de entre la muy específica terminología clínica, cómo identificar el diagnóstico, qué hacer después de saber un diagnóstico, a qué tratamientos acudir, cuáles son los efectos secundarios de los tratamientos, qué pasa con la alimentación y los cuidados para la persona enferma, etcétera), como aquellos que hablan del universo afectivo entre los involucrados (qué pasa con la ira, con la soledad, con la depresión, con la esperanza o pérdida de ella, con el conocimiento o con la negación de la situación, con los sentimientos de culpa, con la angustia).

Este libro es una respuesta llena de solidaridad y franqueza a esa vivencia tan dolorosa y a la vez constructiva en términos de aprendizaje humano que la autora vivió al lado de su madre — quien lúcidamente denominó el cáncer como la *Enfermedad del amor*, pues creía, y con razón, que despertaba la fibra más sublime de las personas.

Aún es largo el camino para entender cabalmente cómo puede sobrellevarse una enfermedad tan compleja, y de qué manera hacer posible que el apoyo requerido para enfrentarla, que es forzosamente multidisciplinario, sea también accesible. A pesar de los avances de la ciencia, todavía parecemos incapaces de darle cabida al dolor para entenderlo y manejarlo con la eficacia terapéutica disponible. En estas condiciones extremas en las que un cuerpo tiene un padecimiento grave, el dolor es biológico, pero también psicológico y social; es familiar y es del espíritu. Por eso hay que entenderlo y atenderlo.

Aún es largo el camino para testimonios como éste, en el que Mónica Salmón nos comparte la experiencia de su duelo, que reconfortan y nos acompañan. A través de las palabras, la autora recupera la batalla de su madre contra el cáncer, para iluminar aquello que fue trance difícil y se convirtió al final en una lección mayor de humanidad. Ser testigos de su historia puede ayudarnos a trascender y a transformar la historia que cada quien trae consigo.

Dr. Juan Ramón de la Fuente

1

RUTH

Sus manos recorren mi cuerpo. Cada centímetro, cada milésima de mi piel se estremece ante esa caricia. Al sentir su respiración, cambia mi temperatura, mi piel cambia de color. La humedad de mi cuerpo es su refugio.

Sus manos continúan inquietas; su boca continúa sedienta; su piel me envuelve y es ahí donde nuestros límites se pierden. Nuestra piel se confunde, nuestras almas se desprenden. Es ahí donde Dios existe, donde la poesía surge, donde la oración toma sentido.

La noche quiere quedarse impregnada en mi piel, pero el amanecer la sorprende. Justo en ese momento comienzan las preguntas de mi existencia. Es entonces cuando comprendo que todo es cíclico, que todo empieza y todo termina; cuando descubro que el alma se puede llegar a sentir sola en momentos donde nuestra piel está involucrada.

Me envolví en las sábanas mirando hacia la ventana mientras me cubría la boca con las manos reteniendo esa energía que, de placer, se convertía en lágrimas. Me tomó en sus brazos y me acercó hacia él. Sentía su cuerpo desnudo cubriéndome la espalda; mi temperatura ahora era distinta, sentía las piernas frías, el aire me faltaba y le dije:

—¿Sabes? ¡Algún día nos vamos a morir!

—Así es, algún día…

—Así como mi mamá, así como mi abuela, así como mi pasado. Todavía no logro aceptar que mi mamá se murió. Es como si en cualquier momento fuera a llegar, la fuera a ver. No logro entender absolutamente nada. Siento que mis mecanismos de defensa están al tope. Quizá no lo acepte del todo nunca, quizá

15

me muera sintiendo que va a llegar, que va a volver. Tal vez si escribo un libro —al comienzo, a la mitad o al final—, entienda que murió. Pero, ¿sabes?, no lo concibo. No concibo que no pueda tocarla, que no pueda llamarla, que no pueda contarle mis secretos, mis experiencias, mi día a día.

¡Momentos como éste me hacen darme cuenta de que el alma sí existe!

Con voz suave me dijo:

—Qué vulnerables somos ante la vida. Pero tu mamá sigue estando en ti. No quiero sonar trillado; sé que piensas en ella y la sigues amando, pero de una u otra forma ella sigue contigo. A lo que me refiero es que la materia se transforma, y esa materia algún día volverá a estar junto a ti, a lo mejor la conciencia toma una forma superior y podemos viajar en el tiempo y ver todo.

El llanto impedía que pudiera hablar y con esfuerzo logré decirle:

—Tiene que existir algo más. En momentos como los que acabo de vivir, en los que puedo palpar mi alma, es cuando digo: "¡No es posible que sólo seamos cuerpo y ya!" Es cuando descubro que realmente tenemos alma, espíritu, energía o qué se yo, pero es algo que va más allá, mucho más allá de una simple respuesta a una actividad cerebral.

—Tienes que creer que tu mamá sigue estando aquí. Por sorprendente que resulte, los átomos de nuestros cuerpos se crearon en el interior de una estrella, sometidos a inmensas presiones y grandes temperaturas que resultan difíciles de comprender para nosotros.

Acomodada entre su hombro con voz dulce me dijo:

—Mi amor, acuérdate de que todos somos polvo de estrella. ¿Sabes, preciosa?, cuando se descubrió la fusión nuclear se comprendió el proceso que proporcionaba esa inmensa cantidad de energía a partir del hidrógeno y, como toda fuente de energía, generaba unos residuos a cambio. De hecho el calcio de nuestros huesos —me dijo mientras tocaba mi cadera en forma de cosquilleos—, de estos huesitos.

Mis lágrimas comenzaban a secarse y con un gran suspiro fui sintiendo mi alma en paz, en armonía. Es impresionante cómo podemos trasladarnos de un estado emocional a otro.

No cabe duda de que en el mismo recipiente del placer se encuentra el del dolor, el del odio, pero también, el del amor.

Al hablar estiraba su mano y la mirada la dirigía al techo, pero no estaba fija en ningún lugar. Siguió muy concentrado hablando sobre que somos polvo de estrella:

—El hierro de la hemoglobina, el carbón, nitrógeno y oxígeno de los diferentes tejidos y células que forman nuestros cuerpos no existían al comienzo del universo.

En un tono como de respuesta y una emoción entre sus palabras me dijo:

—¡Imagínate que en los cinco primeros minutos después del Big Bang se formaron los primeros átomos! ¡Más tarde aparecieron las primeras estrellas, que inicialmente tenían esa misma composición, Mokanita (ésta era la forma en la que me solía decir mi mamá), la composición que tenemos nosotros!

Después de escucharlo me sentía conectada con él y con el universo, pero sobre todo con mi mamá. Al escuchar eso me resultaba estremecedor pensar en todo lo que había sucedido para que yo estuviera aquí y en cuántas generaciones hubo antes de mi existencia:

—¿Cómo puede uno comprender tales comienzos? Lo que más me unía a la historia de mi pasado era la historia de mi abuela materna —de la abuela paterna con dificultad recuerdo su nombre.

Abuela. Palabra que al mencionarla significó durante diecinueve años de mi vida paz, armonía, amor, respeto, admiración. Con el simple hecho de mencionarla todo se resolvía interiormente dejando un suspiro de satisfacción.

Decir *Abuela* era filtrar lo malo de mi vida. *Abuela* era el significado del amor más incondicional que jamás podré tener. Por eso me atrevo a hablar de aquella rusa que conquistó mi corazón; no hay día que no piense en ella…

Un día lluvioso, 15 de marzo de 1927, nació mi abuela en Moscú. Una pelirroja que llegó a ocupar el cuarto lugar de los hermanos Miahanovich. Abelardo, Neigth y Edith esperaban ansiosos su llegada. Su nombre sería Ruth y se convertiría en la consentida del papá. El parecido físico que tenía con él era sorprendente.

Al año siguiente llegó el quinto hermano: Alcides. Lita, la mamá de mi abuela, era una mujer que vivía para el cuidado de su familia y el hogar. El concepto de buena mujer era darle hijos sanos y fuertes al marido; por ello Lita estaba en búsqueda de otro hijo más.

La familia Miahanovich gozaba de una situación económica muy privilegiada, la cual les facilitaba la llegada de los hijos sin mayores esfuerzos. Sin embargo, los estragos de la revolución hizo que tuvieran que partir de Rusia y dejar todas aquellas comodidades y lujos que tenían en su tierra.

Mi bisabuelo temía perder la estabilidad que habían logrado. De hecho estaban al borde de perderlo todo; sufrían confrontaciones cotidianas y recibían amenazas y agresiones físicas. Decidió abandonar su país y depositar todos sus sueños en Estados Unidos; hablaba constantemente del presidente Roosevelt: sus ideales capitalistas le daban un gran optimismo a la comunidad internacional, pero sobre todo a mi bisabuelo.

A Saña —diminutivo de Alexánder y como llamaban a mi bisabuelo—, lo recordaba la abuela por su fuerza y su tenacidad para llegar siempre a la meta. Emprendieron el viaje en busca de paz para sus seis hijos —Kilith, la sexta de los hermanos, nacería ya en América—, pero también de la libertad tan anhelada.

Cuando decidió partir de Rusia la abuela tenía cinco años. Junto con su tierra natal, mi bisabuelo dejó su corazón y el esfuerzo acumulado de su trabajo. El viaje cumplió con sus expectativas. Gracias a amigos que habían dejado el país por las mismas razones, el viaje fue seguro y lograron llevar consigo la mayoría de sus pertenencias. Tenían miedo, pero al mismo tiempo la ilusión de una vida prometedora en Nueva York, donde la mayoría de sus amigos se habían establecido con éxito.

Dejaron su tierra y junto con ella un pasado que, al evocarlo, sería tan gris como las nubes rusas. También dejaron apellidos que jamás volverían a utilizar; los nombres de familia quedarían guardados en las profundidades de aquella historia que jamás se volvió a mencionar. Irónicamente, la historia que los mantenía unidos con sus compañeros de viaje eran las raíces que los habían hecho huir.

Hicieron una primera escala en la República de El Salvador donde con el tiempo aprendieron español. Por razones diplomáticas, cambiaron sus pasaportes por unos nuevos en los que su apellido se convirtió en Mandujano. Fue un cambio que les llevó mucho más tiempo del que imaginaron; pero esa nueva identidad evitaría que fueran perseguidos y les haría más fácil encontrar un lugar para echar raíces.

Después de algunos años, la *familia Mandujano* continuó su viaje. Pararon en México: primero se quedaron en Ciudad del Carmen, Campeche; después se mudaron a la Ciudad de México, donde mi bisabuelo podría continuar con los negocios familiares de telas y ofrecer una educación de calidad a sus hijos, mientras tramitaba su entrada a los Estados Unidos.

La adoración de mi abuela era su padre. Ella era la única que había heredado al mismo tiempo su inquebrantable temperamento y la firmeza de sus ideales. Gracias a su ejemplo, esa pequeña rusa desarrolló una fuerza sorprendente para creer en sus sueños y entregarse a las emociones intensas de la vida. La lucha por volver a empezar desde cero sería un aprendizaje que se expandiría a las futuras generaciones de la familia.

Mientras esperaban las visas americanas para llegar a su destino, a mi abuela la internaron junto con sus hermanas en el Colegio Alemán. Mi abuela era la más rebelde de todos los hijos y a la que más trabajo costaba educar. Ejemplo de ello era que en el Colegio Alemán la expulsaron por falta de disciplina. Cuenta la abuela que, aburrida y cansada de tanto orden, de tantos regaños y de escuchar cómo debían ser las cosas, trató de poner un poco de diversión entre sus compañeras que al igual que ella tenían que soportar las reglas absurdas del colegio. Puso en cada bacinica una pastilla de Alka-Seltzer. Cuando la prefecta y las maestras fueron al baño empezó a escuchar gritos y una de ellas, antes de llegar a los dormitorios, gritó: "¡Seguro fue Ruth! ¡Seguro!" El castigo que le dieron antes de suspenderla fue bañarla desnuda a manguerazos enfrente de todas. Si se trataba de asustarla y hacerla sentir mal, Ruth decidió que no les daría el gusto a las maestras de ser humillada ante las demás. Mientras la mojaban comenzó a bailar y todas rieron. La directora dio la orden de que le pusieran mayor presión a la manguera; cuando ésta subió, las risas disminuyeron, entonces Ruth decidió dar la espalda hacia donde se encontraba la directora, se inclinó hacia adelante y le mostró las nalgas. Quizá lo que hizo no fue lo más maduro, pero con eso la abuela nos enseñó que, por más difícil que parezca la situación, es posible darle la espalda —por no decir otra cosa— y salir de los problemas a carcajadas.

La pelirroja no sólo no compartía el mismo carácter que su familia, sino que tampoco compartía el mismo destino, ella seguía lo que su corazón le marcaba y prueba de ello fue que a los diecisiete años descubrió que su corazón le pertenecía a México.

La belleza era un don del que las hermanas gozaban, en especial mi abuela y la tía Edith. Diez años después, Kilith, la hermana más pequeña, descubrió en ella el mismo poder de sus hermanas. Eran mujeres seductoras por naturaleza. Sabían que podían conquistar a cualquier hombre. Caminaban como si fueran en pasarela, la forma para sentarse era delicada y jamás perdían la postura, siempre derecha. Cuando hablaban, los movimientos de sus manos eran suaves y delicados y parecía que danzaban al ritmo de las palabras. Presumían el encanto que tenían. Usaban el poder de la belleza como una herramienta para obtener sus objetivos.

Usaban vestidos entallados y escotes discretos para la época. Con elegancia mostraban los encantos de su feminidad. La abuela acostumbraba decir: "Cuando una mujer entra a un restaurante primero entra el pecho y después ella, siempre con una sonrisa suave, sin exagerar la expresión facial".

Así, Ruth, la mujer de piel blanca, ojos verdes y sonrisa seductora decidió conquistar a un hombre de piel morena.

Mi abuela y Amelia, su mejor amiga, estaban llegando a una fiesta; en esos tiempos se acostumbraban los bailes en casas. Mientras bajaban unas escaleras de caracol para llegar a la fiesta miraron hacia abajo. Había dos jóvenes morenos muy apuestos. Los ojos de uno de ellos, Roberto, se encontraron con los de la abuela, que detuvo el paso en el siguiente escalón y, sin dejar de verlo, le dijo a Amelia:

—Me voy a casar con el muchacho de ojos negros.

El abuelo describía el instante en que vio a la abuela por primera vez como el único momento de su vida en que se quedó sin aliento: "Su vestido era tan rojo como sus labios; sus ojos tan verdes que iluminaban el lugar. Cuando sonrió, supe que era la mujer con la que quería despertar todas las mañanas".

El baile comenzó y justo cuando el abuelo tomó de la mano a la abuela, discretamente tuvo que poner un pañuelo entre las manos de ella, ya que en ellas escurrían gotas de sudor. Entre más sudaba más nerviosa se ponía y sudaba más, y entre más nerviosa se ponía más enamoraba al de la piel morena.

Ese baile marcaría el destino de dos familias, pues el hombre que acompañaba a Roberto era Carlos, el hermano de mi abuelo, quien se casaría con mi tía Amelia; y determinaría que la abuela dejara una herencia y su destino en un país que le prometía la libertad que buscaba su familia desde hace años para quedarse en México con Roberto.

El abuelo era un hombre de buena familia, educado y caballeroso; estaba por terminar sus estudios de contabilidad. Pero para la familia Miahanovich tenía dos defectos inaceptables: no era multimillonario y su piel era morena. Sin embargo, la abuela era una mujer de decisiones firmes, ya lo había elegido como marido y así sería a pesar de los demás.

Lita le decía, sin tono maternal y con voz autoritaria, que ese matrimonio era imposible. Su preocupación era cada vez mayor, se hacía más urgente controlar a su hija y casarla lo antes posible. Si el colegio no había podido con ella, veía difícil que alguien más lo lograra. Ella ya tenía un marido elegido para su hija, vivía en Nueva York, era de ojos azules, piel blanca y, sobre todo, millonario. Le decía a Ruth que esas historias que contaba de amor a primera vista y de sentir mariposas en el estómago y reflejarse en la mirada del otro eran cosas que sólo se escuchaban en un país como México.

Ya era momento de que todos se fueran lo más pronto posible de este país y que ella se diera cuenta de que la piel morena no era algo digno de mirar, mucho menos de admirar. Ella ya le tenía un marido que sería de su misma clase social y cultural, y no habría nada que pudiera impedirlo. Si seguía pensando en cosas imposibles, la desheredarían.

21

Pero mi abuelo Roberto pudo más que todo, más que esa herencia prometedora, más que ese hombre multimillonario que la esperaba en Nueva York y mucho más que satisfacer el sueño de sus padres. La abuela sabía que muchas veces, para realizar nuestros propios sueños, es necesario alejarse de aquellos que se oponen en el camino. Por más doloroso que se convierta, las decisiones del corazón no siempre van acorde con las de la sociedad; así, ella y el de la piel morena huyeron y se casaron en Acapulco.

Huir de casa era más complicado que haber salido de Rusia. Lita, siempre atenta de sus hijos, controlaba el hogar. Tenían clases de piano y mientras mi tía Edith tocaba Kilith se metió a la recamara de Neigth, tomó una pequeña bolsa y guardó lo que pudo de su hermana mayor. Se salió por el cuarto de servicio y en la esquina de la casa el abuelo la esperaba en su coche para irse directamente a la playa a casarse. Esa libertad de salir de casa le hizo saber que siempre habrá una salida para lograr los sueños.

Cuando se dieron cuenta de que la abuela no estaba, la familia Miahanovich hizo un escándalo. El castigo que le tenían preparado era mantenerla encerrada; además ella sería la primera que partiría a Nueva York. La buscaron, pero lo cierto es que la abuela ya era mayor de edad y eligió dejar atrás a su familia y su herencia para quedarse con el abuelo. Ruth había encontrado en él el sentido de su vida. Fue el comienzo de un matrimonio que, con altas y bajas, con separaciones y con amenazas de divorcio, duró cincuenta y siete años.

A los dos años de matrimonio Ruth se convirtió en mamá. Para sorpresa de mi abuela, Lita no quiso cargar al bebé debido a que había heredado el tono de piel del papá. Entre las tías comentaban la ironía de la vida, que de una mujer tan bella hubiera nacido un hijo moreno. Por su parte, Lita decía que ése era el castigo que su hija debía pagar por no haberse casado con aquel hombre de ojos azules, por lo que cada vez que mirara el color de piel de su hijo, en el fondo lamentaría no haberle hecho caso a sus consejos.

Al año dos meses nació su segundo hijo. Para sorpresa de Lita, éste tenía todos los atributos de la Familia Miahanovich:

era rubio y de ojos verdes. Pero Lita, como buena rusa, nunca se daba por vencida y decía que, quizá, Dios ya la había perdonado. Lo cierto es que mi abuela Ruth era inmensamente feliz con su marido de piel morena y con sus dos hijos: el de chocolate y el de vainilla.

El abuelo era hábil y tenía una manera muy particular de salirse con la suya. Comenzó a tener éxito con sus negocios, lo que les permitió que ambos pudieran disfrutar de sus sueños. Empezó a adquirir coches de carreras, que él mismo corría; se asoció con uno de sus mejores amigos y compraron caballos en el hipódromo, la abuela los montaba a pelo y después decidía si lo compraban o no; no tenía todas las habilidades de una amazona, pero sí el carácter para montar hasta un toro.

Los años pasaron; de ser una mujer sumamente atlética, Ruth comenzó con dificultades para montar los caballos. Pero su temperamento hacía que, aun con el cansancio que su cuerpo experimentaba, no se diera por vencida. Se obligaba a seguir con sus actividades, hasta que un día por la mañana ya no pudo levantarse de la cama. Llamaron al doctor, quien la examinó y le dijo que tenía que ver al cardiólogo, ya que al parecer tenía un soplo en el corazón.

El cardiólogo le prohibió tener más bebés. Le dijo que su corazón no podría soportar el trabajo de otro parto. La abuela no tenía planeado tener más bebés. Se dedicaba a atender a su marido, a sus hijos y a pasear a Rilo, su pastor alemán, que la acompañaba a todos lados sin correa, siempre obediente de sus órdenes.

El veterinario un día se la encontró en la calle y le dijo:

—Señora Ruth, por más educado que esté su perro el día de mañana que se encuentre una perra en celo…

No había terminado su frase cuando Rilo salió corriendo detrás de una perra y con un grito fuerte y determinante la abuela le ordenó: "¡Rilooooo, regresa ya!" Rilo dio la media vuelta y volvió junto a su ama. El veterinario completamente sorprendido se quedó mirando al perro.

—Disculpe que lo haya interrumpido, ¿me decía?

—Le decía que… ¡pobre de su marido!

—¿Cómo dijo?

La abuela tenía el carácter para domar a cualquiera menos a su esposo. El abuelo era mujeriego. En casa era muy mandilón, pero tenía un sinnúmero de amantes, y era como si cada una de ellas lo hiciera sentir más hombre. La abuela se enteraba de las infidelidades constantes de su marido, a veces por ella misma; su carácter tan dominante hacía que se negara a que otra le quitara lo que era suyo. No era como aquellas mujeres que saben que el marido les es infiel y por la situación "cómoda" prefieren no ver las cosas, o que se sienten más bien las "importantes" y las otras son las mujeres del mundo bajo. No, ella terminaba la relación, lo llevaba a los extremos, lo dejaba y él terminaba por regresar. Tuvieron un amor pasional por más de cinco décadas.

Se decía que la belleza de mi abuela hacía que los hombres enloquecieran; así, mientras el abuelo se divertía con cualquier tipo de falda, a ella le llegaban propuestas de matrimonio, entre éstas una promesa cumplida, un misterio de vida, un secreto a voces. Hoy quizás existan muchas versiones de lo que pasó. La verdad de ese amor de tantos años sólo la conocen ella y mi mamá, en los cafés interminables que tuvieron las dos. Cada quien puede aceptar la versión que más le acomode creer y exagerar las tonalidades que prefiera.

El corazón de mi abuela no sólo marcaba sus pulsaciones, sino también ese torrente de energía de querer vivir por siglos y un ritmo infinito que se alimentaba todas y cada una de las mañanas con la pasión con la cual vivía. Preso de esto fue aquel que monitoreaba sus pulsaciones, aquel que bajaba la dosis de su medicamento o, si era necesario, la aumentaba; aquel que controló de por vida cada uno de sus latidos; aquel que cuidó su corazón hasta el final y lo hizo como ningún otro lo hubiese hecho, ya que de eso vivía y ésa era su profesión —cabe mencionar que era uno de los mejores cardiólogos del país.

Su consultorio siempre estaba lleno de pacientes que esperaban largas horas para poder verlo. Ruth llegaba sin cita y el cardiólogo detenía el tiempo para consagrarse a ella y aprovechar esas horas en las que por casualidad, o por necesidad, ella había pasado a que la revisara. El doctor no perdía tiempo y en cada oportunidad que tenía, en cada consulta, le confesaba el amor que sentía por ella. Mi abuela se retorcía coquetamente como bien lo sabía hacer y con esos ojos verdes aceptaba el cumplido, sin comprometerse con palabras.

La pasión del doctor era escribir poemas que ella inspiraba, conocía la fuerza que ejercía en él. Era judío, sabía que las raíces de mi abuela y la coincidencia de los nombres y la historia de cómo salieron de Rusia los podía unir a la misma religión. Pero también estoy segura de que si ella le hubiera dicho que era budista, él hubiera encontrado cualquier pretexto en común.

La religión no era lo que los separaba, sino que ambos estaban casados, aunque para él no era ningún impedimento. Eso tenía solución y él estaba dispuesto a darle la fidelidad y la felicidad que su corazón necesitaba para que viviera tranquila. Pero Ruth no estaba dispuesta a dejar a Roberto. Ni por las joyas y casas, ni por la tranquilidad de su corazón, ni por la fidelidad que él prometía.

No sabremos nunca a qué acuerdo llegaron, lo que sí podemos asegurar es que las palabras del doctor fueron reales y estuvo al pendiente del corazón de mi abuela hasta que éste dejó de latir. Probablemente estuvo al pendiente en todos los sentidos, pero bien dicen que las mujeres inteligentes se llevan sus secretos a la tumba.

Recuerdo que cuando yo tenía siete años siempre acompañaba a mi abuela a cada consulta para ver cómo marchaba su corazón. Yo estaba convencida de que con la cantidad extrema de besos que yo le daba sería suficiente para que su corazón latiera como debía. En cada consulta me sentaban en la alfombra a jugar con unas ranas que había en el consultorio. No me gustan las ranas, de hecho me dan asco; pero ésas resultaban llamativas. Estaban vestidas y llevaban bolsas; algunas estaban pintadas, tenían la boca color rosa o rojo; algunas tenían peinados con moños; algunas, sombreros y otras, lentes. Era entretenido jugar en la alfombra con la colección de ranas; la mayoría eran de vidrio y de tamaños distintos.

Cuando me aburría de las ranas, me entretenía viendo cómo

el doctor sacaba el humo del cigarro por la boca. Solía prender otro cigarro con el que apenas iba a apagar. Hasta que mi abuela le decía que lo dejara; él, como niño obediente, le hacía caso dejándolo prendido en el cenicero. Cuando mi abuela se iba al vestidor a poner la bata azul para que la auscultaran, él rápidamente le daba una fumada a escondidas. Muy amoroso me pedía que no le fuera a decir a la abuela. La verdad nunca lo acusé, ya que sabía que la abuela tenía un carácter para temerle; tampoco la acusé a ella cuando tiraba al piso una medicina que él le daba: una pastilla blanca —tiempo después supe que era cortisona—. La abuela hacía como si se la metiera a la boca, tomaba agua y la tiraba justo donde yo estaba jugando con las ranas. Cuando yo la agarraba, ella me hacía una expresión con los ojos para advertirme que pobre de mí si decía algo. Con movimientos ligeros del pie señalaba hacia el bote de basura para ordenarme que tirara la pastilla. Este acto se repetía siempre. Años más tarde yo ya no jugaba en el piso con las ranas, sólo me agachaba a recoger la pastilla y la tiraba al mismo bote de basura. Ella seguía haciéndome ojos de que no dijera nada; él seguía fumando su cigarro a escondidas, pidiéndome con una sonrisa y un movimiento de cabeza que siguiera guardando el secreto que por años habíamos tenido.

Fui parte de esa complicidad: él para mí no era aquel doctor al que visitábamos y nos íbamos, sino aquel con el que pasábamos la tarde entera. Era quien platicaba horas con la abuela, aquel que se sentaba conmigo en la alfombra a jugar con su colección de ranas, aquel que cuando ya no jugábamos a las ranas, por mi edad, me daba consejos. Era más bien aquel abuelo que se disfrazaba de doctor.

En mi familia había una tradición: que a cierta edad era necesario y obligado por el bien de nosotros vivir un año en Europa, en un país donde se hablara otro idioma y nos pudiéramos adentrar en otra cultura. En mi caso, ese país sería Francia, específicamente, París.

A los dieciocho años, al terminar la prepa, se acercaba mi viaje. Yo me negaba a hacerlo porque tenía mucho miedo de que el corazón de mi abuela no me esperara y se detuviera. Para mi tranquilidad antes de irme asistimos a un chequeo médico. Cuando estábamos platicando con el cardiólogo supe que yo no sólo había guardado el secreto de que él fumaba o el de que ella nunca se tomó la pastilla blanca, sino que también había sido parte de otro, de uno que llevaba muchos años. No sólo yo estaba aterrada de que el corazón de mi abuela se detuviera, el doctor y yo compartíamos el mismo miedo; eso es algo que no se dice, es algo que simplemente se siente cuando amas a la misma persona.

Fui, sin saberlo, cómplice de aquel romance y, para ser honesta, después de darme cuenta me quedó una sensación de tranquilidad en el alma, pues él cuidaría su corazón durante mi estancia en París.

El cardiólogo escribía poesía.

¡Ay, de mis ojos que ven, que ven sin poder verte, que saben que no eres mía y que no te quisieran saber, y más bien mía te quisieran ver!
Ruth, quisiera dormir para siempre, quisiera no ver y no ser.
Ay, de mis ojos cerrados que tu imagen no dejan de ver.
Ay, de mis ojos aún vivos que viven, queriéndote ver; quisiera verte con ellos, mía ya ser, y al verte poderte querer.
¡Ay, de mis ojos abiertos, si yo los pudiera cerrar si con ellos no te veo no deben volver más a ver!
¡Ay, de mis ojos que quieren cerrarse por última vez, tú como última imagen, y verte, allá, otra vez!

Y en varias ocasiones le juró amor eterno. Le decía que la amaba como a nadie en el mundo. Mi abuela lo contaba en los interminables cafés de mi adolescencia que tomaba con ella, ella lo contaba como una anécdota de tantas que había tenido, pero ésta al menos era la más mencionada.

El doctor pretendió que con sus cuidados, pero sobre todo con sus palabras amorosas, se le quitara a mi abuela el miedo sobre el estado de su corazón. Él juraba por lo más sagrado que tenía que si éste en algún momento se detenía, el suyo también se detendría. Juramento que para mi abuela no era ningún consuelo, aun con el amor y la admiración que sentía por él.

Sabía que la idea sonaba romántica, pero lo que ella quería era poder tener la "certeza" de vivir más para gozar a su familia.

El doctor creía que esas palabras serían suficientes para tranquilizar ese corazón inquieto. De más estaba explicarle que él vivía para ese corazón. Fue una promesa cumplida. Quince días pasaron de la muerte de mi abuela cuando su corazón también se detuvo. Pero ésa es otra historia...

2

Mo

La relación entre el doctor y mi abuela despertó sospechas entre los más allegados. Cada quien hizo conclusiones de lo que se dijo, de lo que se escuchó y de lo que se vio. La verdad de ese amor se fue junto con los latidos de ambos, y al final sólo quedaron unos poemas que deberían ser quemados.

Esa historia me permite regresar al comienzo. El corazón de mi abuela sufría constantes arritmias. *Chocolate* y *Vainilla* ya tenían doce y once años, respectivamente, por lo que los abuelos ni siquiera consideraban la posibilidad de tener otro bebé. Aquel torrente de energía que marcaba las pulsaciones del corazón de mi abuela comenzó a sufrir cambios, pero era porque otro corazón comenzaba a latir en su vientre. Se dio cuenta de ello a las trece semanas de gestación.

La decisión inminente por el estado de su corazón era la interrupción del embarazo, pero por la pasión que ella sentía hacia la vida era imposible siquiera considerar la idea. Se reunieron varios especialistas —entre ellos el cardiólogo y el ginecólogo—, para decidir si la mejor opción era abortar o correr el riesgo de un parto complicado. Desde entonces la vida de Mónica, mi mamá, ya se encontraba en medio de debates médicos acerca de si viviría o moriría.

A pesar del diagnóstico, la abuela decidió que aunque le costara la vida iba a tenerla. Se dedicó lo que faltaba del embarazo a hacer yoga y aprendió a controlar su respiración, de esa forma evitaba —o al menos controlaba— las taquicardias; situación que para los médicos alópatas no era necesaria; sin embargo, ella lo presumió como algo que le salvó la vida a las dos.

El 13 de mayo nació una bebe completamente sana. El corazón de la abuela se encontraba más estable que nunca. Siguió practicando yoga a lo largo de su vida, como una especie de gratitud y reconocimiento a que su corazón se había hecho más fuerte y más resistente con esta disciplina.

La dinámica familiar cambió: Chocolate estaba entrando a la adolescencia y Vainilla dejó de ser el chiquito y el consentido.

Mi abuela decía que junto con su hija había nacido su corazón, lo sentía más fuerte que nunca.

A los seis meses de nacida, mi abuela tuvo que internar a Mónica en el hospital debido a una complicación de las vías respiratorias. Por segunda vez en la vida de mi mamá, los médicos entraban en debate sobre si viviría o no. Los pediatras la valoraron, tomaron una decisión y hablaron con mis abuelos. Les dijeron que estaban haciendo todo lo posible pero que veían poco probable que la bebé amaneciera con vida. Sin muestra de súplica ante Dios ni ante ellos, mi abuela se levantó sin dirigirles la palabra, tomó el teléfono y le llamó a mi tía Edith a Nueva York. Le informó que le llamaba para pedirle que se quedara con sus hijos, los cuales sin lugar a duda eran su adoración, pero ya había tomado la decisión de que si su hija no amanecía ella iba a tener un accidente automovilístico junto con su marido.

Sinceramente no sé hasta qué punto el abuelo hubiese estado de acuerdo con ella, pero el plan ya estaba hecho. Él la conocía; y devastado ante la noticia, pero también preocupado por lo que su mujer planeaba, mandaron llamar a otros médicos. Mi abuela se encontraba haciéndoles una carta de despedida a sus hijos cuando a las dos de la mañana llegó el doctor de guardia, ordenó que se le hiciera una aspiración de las vías respiratorias y la bebé recuperó la salud.

La abuela vivió entregada a su hija, guardando quizá un poco o mucha culpa hacia sus hijos porque en aquel momento de desesperación pensó en dejarlos. El cardiólogo siempre se mantuvo cerca, decía que este evento había sido tan estresante que el corazón de mi abuela podría sufrir un desajuste en cualquier momento. Pero lo único que su corazón presentó fue un amor infinito hacia su hija.

A mí mamá le dieron el lugar del hijo que requiere de mayor atención por ser frágil. Era la niña y había que cuidarla y protegerla. Fue la consentida de la familia; todo giraba en torno a los caprichos y deseos de Mónica. Así creció en un núcleo familiar lleno de amor, privilegios, viajes y muchas amigas.

A los diecinueve años Mónica conoció a un hombre hermoso que tenía la nariz respingada y los ojos verdes, así como una sonrisa que la cautivaba y la divertía. Ella gozaba al admirar su belleza.

Sin embargo, la abuela no le daba la libertad que se requiere a esa edad; era estricta con los horarios, mucho más con los permisos. No dejaba que su hija saliera sola con el de la nariz respingada. La cuidaba mucho. Ella se prestaba para llevar a su hija a donde fuera necesario, pero el carácter de Mónica ya estaba determinado a hacer de las suyas. Si los permisos seguían estrictos al igual que los horarios, ella vería todas las posibilidades para estar con aquel muchacho hermoso.

En la etapa más álgida del enamoramiento Mónica decidió casarse con el de la nariz respingada. Al saber la noticia, la abuela se opuso rotundamente, ya que su hija era aún muy joven. Pero Mónica tenía un punto a su favor: le recordó a la abuela que ella se había casado a los dieciocho y todavía seguía con su marido. Le pidió que por favor no repitiera las acciones de Lita y que apoyara esta unión.

La abuela le hizo caso y preparó para su princesa la boda de sus sueños, con el vestido blanco y largo que toda mujer en algún momento sueña y con sus mejores amigas como sus damas, todas con un vestido con el mismo corte. El banquete incluyó los platillos favoritos de los novios, y los invitados fueron de etiqueta. La abuela no falló a las expectativas de su hija. Después se fueron de luna de miel a un crucero donde él, aun con paisajes hermosos a su alrededor, sólo tenía interés en filmarla a ella en todos sus ángulos: de frente, de perfil, de tres cuartos, de espaldas; su paisaje favorito era su esposa.

Los primeros tres años construyeron un matrimonio lleno de amor, de respeto, de pasión. Los fines de semana se iban a Acapulco. Lo que más les atraía de irse de viaje era manejar en la carretera muy rápido y cambiarse de conductor sin bajar la velocidad. Esto definió cada acto de la vida de mi mamá, siempre iba a toda prisa por la misma. Pero algo no funcionaba. En efecto, aquel esposo hermoso contaba con todos los atributos de la belleza, pero desafortunadamente carecía de inteligencia emocional.

Hasta la belleza cansa. Después de cuatro años él seguía con ojos sólo para ella, pero el aburrimiento y la rutina hacían que la sed de vivir, de volar, de gozar la vida intensamente de Mónica incrementara cada día. Era un buen matrimonio ante los ojos del mundo, pero no a los ojos del corazón de mi mamá. La abuela amaba al yerno, lo presumía. Lo que más le gustaba de él era que amaba a su hija antes que cualquier cosa. Pero la realidad era que la velocidad en la carretera ya no le generaba esa dosis de adrenalina a Mónica; fue entonces cuando decidió que para darle un giro a la relación era momento de ser mamá.

Cuando el sol salía, la primera actividad de mi mamá era hacer ejercicio. No podía empezar el día sin ello. Una vez terminado, justo en ese momento, amanecía para ella y podía continuar con la segunda actividad, llamarle a mi abuela. Era un reto constante con ella misma: cada día dar un poco más. Como buena deportista, escuchaba su cuerpo y tenía una buena relación con él. Un día se sintió diferente, se percibió inflamada y con bostezos frecuentes. Su periodo se había atrasado y una sonrisa se dibujó en su cara. Corrió al teléfono para decirle a su mamá que iba a ser abuela.

La abuela saltaba de felicidad y le gritaba a mi abuelo: "Ro, Ro, Roberto, vamos a ser abuelos"; aunque ya lo eran porque Chocolate, el hermano mayor de mi mamá, ya tenía tres hijos: dos niñas que vivían en Italia, hijas de su primer matrimonio, y mi primo Roby, hijo de su segundo matrimonio. No era que la abuela no confiara en la honestidad de las nueras, pero siempre había un pequeño margen de error y bien podían ser hijos de alguien más. Su frase célebre era: "Hijos de mis hijos Dios sabrá, hijos de mi hija nietos serán". Entonces —junto con su frase—, le dijo al mundo que ahora sí iba a ser abuela.

Mi mamá esperaba ansiosa a que creciera aquel con quien pudiera salir a correr, jugar futbol, tenis y hacer competencias de natación. Desde el primer día suplicaba que el bebé fuera hombre. No se veía jugando a las *barbies*, al té, ni poniendo vestidos ni moños absurdos que interrumpieran la velocidad de poder desplazarse.

Una madrugada la abuela se despertó y sin esperar a que amaneciera le llamó por teléfono a mi mamá y le dijo:

—Mónica, ya la soñé. Es niña y tiene la nariz pequeñita y los labios gorditos. La pude ver perfectamente en mi sueño.

A los dos días de esto, el corazón de mi abuela comenzó a tener complicaciones; su cardiólogo decidió que la llevaran a Houston a que la operara el Dr. Denton Cooley. Tenían que cambiarle urgentemente la válvula mitral. Después de la cirugía, el doctor de Houston le diagnosticó no más allá de seis meses de vida: el corazón de mi abuela era sumamente débil y no iba a poder aguantar más del tiempo pronosticado.

Ella, devastada ante la noticia de morir y dejar a su hija embarazada, tenía que escuchar palabras de aliento. Sabía que su cardiólogo en México la amaba tanto que probablemente no estaba viendo, por dolor a perderla, que le quedaba poco tiempo de vida. El pronóstico del cardiólogo de Houston le hizo recordar el momento en que le dijeron que su hija no iba a pasar la noche y ahora se encontraba a su lado, embarazada. Decidió vivir para su nieta: la había visto en su sueño y sólo pedía conocerla.

Le pidió a mi mamá que no me pusiera el nombre de Ruth, ya que al poco tiempo de que yo naciera ella iba a morir, que mejor me pusiera Jimena o que se esperara a que me tuviera en los brazos para ver qué nombre iba con una nariz pequeña y una boca gordita. Dice la abuela que no hubo una sola noche que no le pidiera tiempo a Dios o a la vida, que lo único que pedía era tener en sus brazos a esa nieta que por fin la convertiría y le daría el título seguro de "abuela".

El día esperado llegó durante el festejo de Año Nuevo en casa de Chocolate. Se encontraba toda la familia Salmón y la familia Fanghanel, los hijos de la hermana mayor de mi abuelo. Chocolate y Vainilla crecieron con los tres tíos como si fueran hermanos. Por las fotos se apreciaba que nunca romperían lazos, que había algo más allá de la sangre que los unía, parecía que iban a estar juntos en cada historia de sus vidas.

Mi papá es cinta negra en primer dan de shitō-ryū. Mi tío Chocolate constantemente lo provocaba para pelear, sentía que a él nadie le ganaba. Pero decían que mi papá no respondía nunca a las provocaciones y con una sonrisa, sin enojarse ni alterarse, le decía:

—No, Beto.

Pero esa fiesta de Año Nuevo, mientras mi papá le enseñaba a mi tío Armando (Vainilla) cómo cerrar el abdomen cuando recibes un golpe y, con el calor de las copas, fue el momento perfecto para que mi tío Chocolate atacara a mi papá. Beto se acercó con el pretexto de defender a su hermano y le rompió una botella de vino en la cabeza a mi papá. Desconcertado del golpe y sin entender qué había sucedido, él volteó con una patada y se llevó a dos de los tíos Fanghanel. A Vainilla no lo tocó, pero sí alcanzó a golpear a Chocolate. Era imposible detenerlo. Los ojos verdes se enfocaban en puntos donde no se sabía quién sería el siguiente al que golpearía. Los tíos grandes y robustos salían volando, al igual que los meseros, uno de los cuales le ayudó a mi mamá a ponerse de pie y a ponerse frente a él.

—Arturo, ya basta.

Él, amorosamente, la hacía a un lado y decía que se calmaría, pero cuando se acercaban mis tíos volvía a aventar patadas. Mi mamá lo apoyaba y le daba completamente la razón, a tal provocación merecían encontrar un límite. Como buen atleta de artes marciales, mi papá decía que éstas eran un arma blanca, por lo que debía saber controlar su enojo. Pero esta vez Chocolate había llegado sumamente lejos.

—¡Arturo! ¡Ya basta! ¡Ya! Ya se me rompió la fuente.

Cuando llegaron al hospital, atendieron a Beto y a los tíos, hasta que especificaron que la urgencia no eran ellos sino mi mamá, ya se le había roto la fuente y había contracciones. El doctor Olivares estaba festejando el Año Nuevo de 1978 y su estado alcoholizado no le permitía entrar a quirófano. Pusieron a mi mamá en reposo para que aguantara hasta que el doctor estuviera en un estado óptimo para realizar una cesárea.

Llegué al mundo el primer día del año. Mi abuela había estado en negociaciones y en súplicas constantes para que la vida le diera tiempo de verme gatear; después pedía que le diera tiempo de verme caminar, hablar. De esa manera pasaron los años y se dedicó en cuerpo y alma a pasar todo el tiempo que le quedó para cuidarme de una manera muy amorosa, ganándole horas a la vida. Supe y tuve el privilegio de gozar el amor incondicional de una abuela. Supe que ser nieta es tener y ser la persona favorita de alguien. Supe del verdadero arte de ser amada y la dicha de ser abrazada por alguien que todo lo da a cambio de una sola sonrisa.

Cada seis meses mi abuela iba a revisión; en cada una, el tiempo se iba aplazando, hasta que decidió que jamás se le debería preguntar a un médico cuánto tiempo de vida nos queda. Ésa fue la primera lección que la vida nos preparaba: jamás preguntar. No habríamos tenido la dicha de compartir este espacio por diecinueve años si hubiese hecho caso a las palabras del gran científico y eminencia de la cardiología en el mundo.

Vivió su día a día con pasión, con fuerza y, sobre todo, con intensidad. Si era su última semana de vida la viviría con todos los latidos. Fue egoísta, sí, muy egoísta de su tiempo y dejó de frecuentar a muchas amistades para sentarse en el piso y jugar a las *barbies*.

Cuando mi mamá me tuvo en sus brazos, ella y mi abuela decidieron juntas cómo me llamaría; y no sólo eso, sino también mi destino, cada paso de mi existencia; las imagino a las dos con sus diferentes puntos de vista, opinando sobre mi vida. Decidieron que el nombre de Jimena era demasiado suave para una bebé con una boca tan gordita, y que Mónica me iba mejor. Cierto es que en ocasiones fui Mo, pero para mi abuela siempre fui su Moniquita, ella ya tenía a su Mónica.

Cuando conocí la historia de cómo eligieron mi nombre sabía que en un futuro llegaría a mi vida una Moni. Ese día también se decretó que constantemente habría un círculo inquebrantable entre las Mónicas y las Ruth, que llevaríamos esa magia y esa complicidad, y que ni la muerte sería lo suficientemente fuerte para poder separarnos.

En esa dinámica llegué al mundo: con una mamá obligada a cumplir con un rol que la sociedad le demandaba y, al mismo tiempo, con una gran curiosidad por experimentar y gozar todos los paisajes que la libertad ofrece.

Un sábado en la mañana el esposo hermoso exclamó:

—¡Qué felices somos!

Y en efecto, era para que fueran extremadamente felices: tenían una casa que los abuelos maternos les habían regalado y una hija sana de un año; él contaba con un trabajo donde le pagaban bien, un puesto del cual, por cierto, nunca ascendió y en el que se jubiló.

Mónica tenía el mundo que cualquier mujer desearía, pero ella no estaba conforme con aquello en lo que se había convertido su matrimonio: necesitaba hacer más cosas, conocer, viajar. A algunas mujeres les hace falta vivir, yo me atrevería a decir que a todas les hace falta vivir, y conquistar el mundo antes de comprometerse con alguien; aunque en la realidad no a todas se les brinda esta oportunidad.

Una gran lección de vida y de enseñanza que mi mamá tuvo fue que hay que saber escuchar el alma, aunque esto involucre un caos en las ataduras de la sociedad y de la religión. Escuchó a su alma y se divorció de un esposo hermoso que la amaba y no tenía ojos más que para ella. A los veintitrés años, a pesar de las críticas sociales y los prejuicios familiares, decidió que la vida es una sola para estar atada a alguien a quien ya no se ama.

En busca de sus sueños, nos fuimos a casa de mis abuelos maternos que vivían en una linda y pequeña ciudad: Cuernavaca; una casa con jardines, alberca, sala de juegos, que contaba con todos los servicios. Tenía muchas recámaras y podíamos darnos el lujo de que mi mamá ocupara una para sus cosas, nosotras dormir en otra, y llenar las otras dos con mis juguetes. Los abuelos dormían en la recámara principal, donde también había algunos de mis juguetes.

La abuela no estaba de acuerdo con que mi mamá dejara al esposo hermoso; sin embargo, ayudó a que nosotras dos jamás quisiéramos dejar su casa. La situación de mi mamá se convirtió en un privilegio; yo tenía la fortuna de tener las veinticuatro horas a la mejor nana del universo: la abuela.

Todas las mañanas despertábamos con el canto de los pajaritos, mi mamá me daba un beso en el cachete, me jalaba

36

las cobijas para que me despertara y me abría las cortinas. Teníamos una vista hermosa, se veían las montañas y un cielo completamente azul. A las ocho de la mañana podía abrir las ventanas de par en par, ya que el día era cálido. Los días en esa hermosa ciudad son como si todos los días del año fueran primavera.

Mi mamá y yo nos bañábamos juntas, me vestía y ella se ponía su traje de tenis. Para cuando acabábamos, ya teníamos el desayuno hecho y la abuela se sentaba con nosotras. Me obligaba a que me tomara el jugo de naranja recién hecho, ya que decía que si dejabas pasar unos minutos perdía todas sus vitaminas. Mi mamá me llevaba a la escuela y se iba al club esnob de moda a jugar tenis hasta que era tiempo de ir por mí.

Cuando regresábamos a la casa, doña Mari —la cocinera— tenía la comida lista, con un menú diferente cada día, y la casa ya estaba impecable. Comíamos con los abuelos; bajo mis pies se acostaba mi perrita pastor alemán que llamábamos Princess. En las tardes llegaban las amigas de mi mamá con sus hijos y nosotros jugábamos horas en la alberca.

Las separaciones parecían epidemia: todas las amigas, una por una, iban divorciándose. La ventaja de mamá era la situación económica de mis abuelos —el abuelo era dueño de la agencia de coches Renault—, lo que le daba a mi mamá un margen para nunca preocuparse por su situación económica; a la abuela le daba tarjetas de crédito sin límite. De cierta forma el abuelo limpiaba las culpas de sus amoríos de cada semana, justificándose a sí mismo que al menos a su esposa no le faltaba nada. La abuela satisfacía sus caprichos; la mayoría de las veces, si no es que todas, su capricho primordial era yo.

El esposo hermoso no apoyaba económicamente en nada. Se quedó con la casa en la que vivimos, mi mamá lo había propuesto para que su remordimiento por dejarlo fuera menor. Los fines de semana mi papá usaba el pretexto de querer verme, pero en realidad a quien quería ver era a mi mamá. No dejaba de extrañarla; sin embargo, ella comenzaba a vivir la frescura de la libertad, comenzaba a respirar; la sensación de asfixia día a día se iba desvaneciendo, lo que confirmaba que había sido la mejor decisión.

Mi mamá le dijo a mi papá que podía verme todos los fines de semana, pero que ella no estaría ahí; sólo estaría la abuela. El dolor de él no le permitió buscarme más y se le acabó el pretexto de "ver a su hija". Poco a poco los fines de semana se fueron desvaneciendo, mi mamá y la abuela lo preferían, pues él no aportaba, no participaba y, por lo tanto, no opinaba. Así como decidieron mi nombre, también decidieron que juntas llevarían mi educación.

La adoración por mi abuela era inmensa. Crecí con el amor incondicional de alguien que se dedicó exclusivamente a hacerme feliz. No existía la palabra "No" en su vocabulario hacía mí. Todo era: "Sí, chula. Vamos a ver cómo le hacemos". Lo que mamá no permitía, ella lo daba. Los castigos nunca llegaron a cumplirse: ella los desaparecía. Mi tolerancia a la frustración vendría después con la vida misma. El tiempo que compartíamos eran horas que ella le robaba a la vida como para no hacer los sueños posibles. A las críticas que recibía de sus hermanas, en especial de mi tía Neigth, respondía diciendo que con amor todo era posible. Les decía que la mejor enseñanza que me podía dejar era el arte de saber amar.

Una vez llegó de visita la tía Neigth. No era una visita cualquiera, la hermana mayor de la abuela se iba a quedar con nosotros todo el verano. Se compraron colchas nuevas, se pintaron algunas paredes, se cambió el espejo del vestidor de visitas. Había un gran movimiento para la bienvenida de la tía Neigth. Fuimos por ella al aeropuerto y después la llevamos a comer a uno de nuestros restaurantes favoritos, Las Mañanitas. Recuerdo que ahí yo quería escuchar todas las historias que ella contaba, pero me dijo:

—Niña, vete a dar una vuelta al jardín que quiero platicar con mi hermana.

En ese momento la sensación era completamente desconocida; sentí que no podía definir si quería llorar o si quería sacarle la lengua o sólo decirle: "Vete tú, que es mi abuela y no te la presto". En realidad, me levanté antes de que ella y mi abuela notaran que se me escurrían las lágrimas. Fui a ver a los pavorreales, pero sabía que si me perdía de vista, mi abuela se levantaría por mí. Me metí detrás de una escultura de Francisco Zúñiga al fondo del jardín.

De pronto, en lo que yo me estaba acomodando para ver cómo se cerraba una cochinilla, mi abuela ya estaba a mi lado.

—Chula, no te metas ahí, te puede picar algo. Vente a la mesa a comer papitas.

Regresé muy orgullosa con mi abuela.

La tía me sorprendía: era una mujer alta y muy elegante. Manejaba un estilo diferente al de mi abuela y al de la tía Edith. Demasiado extravagante. Era blanca, de ojos claros; tenía un peinado curioso con varias tonalidades. Sus uñas eran largas. Cuando llegamos a la casa comenzó a desempacar; yo quería ayudarla pero me dijo: "Niet, niet, niet".

Aun así, a la mañana siguiente fui a verla. Tenía una maleta llena de maquillaje: había pestañas postizas, uñas postizas, *lipsticks*, rímel de diferentes colores —era impresionante la cantidad de pinturas que tenía—, espejos y bolsitas de todos los tamaños. Me sentía por fin encantada con su llegada.

Contrario a lo esperado, me dijo apuntándome con la uña larga en la nariz:

—Voy a ir a desayunar con mi hermana. Tú no vas, no quiero que por nada del mundo se muevan mis pinturas de aquí, ¿entendido?

Era la segunda vez que me hablaba en un tono que no me había gustado, pero en ésta ya no se me llenaron de lágrimas los ojos. Me había dado miedo su uña apuntándome a la nariz.

Se llevó a mi abuela y decidí hacerle caso: por nada del mundo se moverían sus pinturas de ahí. Cuidadosamente le puse pegamento a cada una en la parte de abajo y me fijé exactamente dónde las había dejado.

Pero el desayuno se convirtió en comida. Roby, mi primo, el hijo de Chocolate, tenía un sobre de picapica. Le pusimos en toda la cama y la volvimos a tender. Al día siguiente en la mañana despertó completamente roja y dijo:

—Ruth, yo creo que algo de lo que comimos ayer me cayó mal.

Mi abuela le dijo que también podía ser el agua de la alberca, pues tenía mucho cloro y podría haberle causado resequedad. Mi primo Roby ya se había ido de la casa y yo sabía que si descubrían que nosotros lo habíamos hecho me iban a castigar sólo a mí.

Mi abuela se recostó porque le dio taquicardia y la costumbre era que cuando eso le sucedía, le ponía mis manos en el pecho apretándola hasta que sentía que el corazón volvía a tomar su ritmo normal. Me iba a subir en ella cuando sentí un jalón en el brazo.

—Niña, ¿no estás viendo que le duele el corazón?

—No, Neigth, déjala, así me curo. Ella sabe cómo hacerle para que pueda respirar mejor.

Me subí al cuarto de juegos cuando de pronto gritaron: "¡Esa niña fue la que me hizo daño, la que me hizo mal, no el agua, no la comida, no México!"

—Moniquita, ¿por qué le pusiste pegamento a todas las pinturas de tu tía?

—No fui yo, fue Roby.

—¡Moniquita!

—Bueno, está bien, le hice caso a mi tía. Ella dijo que no quería que se movieran por nada del mundo y ahí está, ya no se mueven por nada del mundo.

Se levantó gritando hacia mí que lo que tenía era picapica, que me iba a dar tres bofetadas para que supiera respetar y aprendiera a no contestar, que de ese modo aprendería a ser una niña educada como todas las niñas deberían ser.

Mi abuela se levantó como resorte diciéndole:

— De ninguna manera, Neigth, en esta casa los golpes están prohibidos, y yo me encargo de regañarla y ponerla en su lugar.

—Lo que tu nieta ha hecho es imperdonable.

Me acerqué con mucho miedo a pedirle una disculpa y a decirle que si se metía a bañar y se echaba crema la comezón se iría muy rápido. En eso me dijo:

— Escúchame bien, niña. Nunca, ni muerta, te voy a perdonar.

El pegamento separó a las hermanas para siempre; las otras tías le daban la razón a mi abuela, decían que la tía Neigth era muy severa y que había exagerado, pero también que mi abuela tenía que ponerme límites porque yo la tenía dominada.

Mi tía Neigth no se quedó el verano; mi abuela hizo todo el intento para que se quedara, pero no lo logró. Me hicieron pedirle perdón cinco veces más por las pinturas y por los pica-pica. Roby, casualmente, esos días nunca apareció.

Como despedida, mi tía Neigth me apuntó una vez más con la uña y me dijo:

—Pellizco de nariz, no te voy a perdonar ni muerta.

Lo que me asustó mucho no era que no me quisiera perdonar, ya había pasado, según yo, lo peor; "ni muerta" era un concepto que yo no entendía. La tía Neigth murió al poco tiempo y esto fue aterrador para mí, ya que con su partida descubrí la muerte de los otros.

Una vez más apareció mi tío Beto (Chocolate) con esa cuenta pendiente que tenía hacia mi papá, y como buen primogénito exigía su lugar. Era real y evidente que mi nacimiento lo había desplazado por mucho. Para ser honesta, el nacimiento de mi mamá lo había hecho a un lado desde antes.

Le decía a mi abuela que dejara de consentirme, que ya era una niña de nueve años, que me iba a echar a perder, que nunca iba a poder vivir sin ella, que mi vida sería un fracaso si ella no estaba ahí, que tenía que enseñarme a ser una niña independiente, una niña segura; que no era posible que no pudiera subirme al coche con él sola. Me ofrecía la casa de muñecas más grande si me subía al coche y le dábamos la vuelta a la manzana, misión que consideraba completamente imposible; yo sentía que iba a robarme y que jamás me regresaría. No hubo forma, nunca, de que me fuera sola con él en coche; por más grande que fuera la casa de muñecas que me ofreciera no había posibilidad alguna de considerarlo; me causaba angustia sólo imaginarlo. Mi abuela me decía: "No te preocupes, chula, yo te la regalo".

Desde las primeras etapas de mi vida ésa era mi frase, ésa era mi filosofía: "No te preocupes, chula". Por ejemplo, cuando empecé a ir al kínder. La mayoría de los niños lloran cuando entran al kínder y mi abuela no lo podía permitir, se metía conmigo, se apoyaba en un banco y se asomaba por la ventana. Verla ahí era como ver esa luz que siempre estaría presente para guiarme, era el lazo que me sostenía cuando el mundo se tornaba amenazador. La directora la retiraba, pero el consuelo quedaba. Hacía hasta lo imposible por aliviar esas pequeñas frustraciones, esas pequeñas cositas con las cuales nos vamos encontrando en este camino llamado vida.

Tal vez ella desbordaba ese agradecimiento ante la vida porque le dio la oportunidad de acompañar a su nieta en sus primeras etapas; y yo, sedienta de ese amor incontenible que sólo una abuela sabe dar, lo bebía en cantidades inagotables. Me hizo creer que como había nacido junto con el año, contaba con un hada madrina que me acompañaría el resto de mi vida. Me decía que con fe y con mucho deseo le pidiera juguetes a mi hada, y con la magia que la rodeaba siempre me los conseguiría.

Íbamos a las tiendas y yo ponía mucha atención en que no fuera ella quien lo comprara y más tarde lo pusiera en el asiento de atrás del coche, pero siempre se las ingenió para que no la cachara, hasta que un día fuimos a un supermercado y justo en la salida el guardia de la entrada le pidió que por favor pagara el juguete que llevaba en el bolso. Con cara de ofendida y ante una situación tan vergonzosa le dijo que no llevaba ni un solo juguete, que no sabía de lo que hablaba. Su mayor preocupación no era que el policía la hubiera visto robarse algo; lo que más le angustiaba era que yo descubriera que ella era mi hada madrina. Lo negó hasta el cansancio sin dejar de voltear a verme. Más guardias llegaron y no nos dejaban salir. Ella con la seguridad y el porte que manejaba les exigió que le llamaran al gerente de la tienda. Cuando llegó, no sé qué seña o qué cara le habrá hecho mi abuela, ni en qué momento, que éste le pidió una disculpa y nos fuimos de ahí. El juguete apareció en el asiento de adelante y me dijo: "Chula, ya tienes once años, y el mensaje del hada madrina es que si vas a dudar de ella mejor le pidas cosas que en verdad desees mucho y no la pongas a prueba". Ese día entendí que amaba más a mi hada madrina y dejé de ponerla en riesgo, porque de lo contrario acabaría en la cárcel.

3

Una tarde de jueves

Un jueves, después de comer, estábamos mi mamá, mi hermana, mi esposo y yo en la habitación. Veíamos una película. La vida, hasta entonces, parecía regalada y, sobre todo, que la teníamos en garantía. Clemente, mi esposo, se fue al hospital a dar consulta; nos despedimos como siempre, asegurando que cuatro horas más tarde nos veríamos en casa. ¿Qué podía pasar en ese tiempo?

Mi hermana se quedó dormida. Mi mamá me preguntó si podía acompañarla al Hospital Ángeles del Pedregal a ver al ginecólogo, el doctor Marcos Pérez Cisneros. Dos meses atrás la había operado para extraerle del seno lo que él llamó "una bolita de grasa".

Llegamos al consultorio sin cita, pues generalmente el doctor estaba muy ocupado y no le daban un espacio a mi mamá. Para entrar pronto le dijimos a la secretaria que llevábamos unos papeles que teníamos que entregarle personalmente, lo cual era verdad, ya que teníamos los resultados de patología que estuvieron listos cuarenta y ocho horas después de la operación. Se supone que el médico los conocía, pero debido a su falta de profesionalismo no los había visto. Mi mamá quería que él interpretara los resultados y que la atendiera postoperatoriamente. Cuando el doctor descubrió que estábamos en su consultorio se puso inquieto, le estábamos quitando el tiempo que había reservado para sus otras pacientes. Mi mamá le comentó que el dolor no cesaba, que la bolita del seno seguía punzando y que además el brazo se le inflamaba periódicamente… En suma, que la operación no había mejorado el estado previo. Ante la preocupación de mi mamá el médico se limitó a decir:

—La inflamación es consecuencia de la operación y para quitar la fibrosis necesito intervenirte nuevamente; quizá quedó un poco y de allí se manifiestan las molestias. No pasa nada, déjame ver qué día puedo operarte. Me coordinaré con el cirujano plástico para que no te quede otra cicatriz.

Yo lo escuchaba y no podía creerlo. Me sentía molesta, y pensaba: "¿Cómo? ¿Otra operación? ¿No es suficiente con la que le hizo?" Durante la cirugía anterior estuve esperando varias horas en una sala del Hospital de México junto con mi mejor amigo, Angelino, a que mi mamá saliera del quirófano. Temía que sucediera algo malo y no me parecía que hubiera necesidad de intervenirla nuevamente, al menos no por algo que supuestamente ya se había hecho.

La cicatriz de la primera cirugía era notoria y la principal preocupación de mi mamá era tener otra operación y otra cicatriz. No pude más con mi mal humor, así que mi mamá me pidió que saliera de la sala de exploración. Realmente estaba muy molesta a causa de la actitud mercantilista del doctor, al tiempo que me preocupaba mi mamá y el que se sometiera a otra operación. Me angustiaba estar en esa situación nuevamente, sobre todo por los riesgos que implicaba otra cirugía. Mis pensamientos corrían a toda velocidad cuando el médico salió, tomó el teléfono y programó la siguiente intervención. Mientras él discutía qué día habría quirófano disponible, mi mamá le entregó un sobre con los resultados y lo cuestionó por no conocerlos. Él argumentó que no se preocupara, que si hubiera algo mal el laboratorio no habría esperado para hacérselo saber. La falsedad de su respuesta sólo evidenciaba que se había olvidado de leerlos y delegaba la responsabilidad al laboratorio de patología del Hospital Ángeles.

Encontró un día libre de la semana siguiente y programó la fecha de la cirugía; al mismo tiempo abrió el sobre de resultados. Cuando comenzó a leer se quedó en silencio, volteó hacia mi mamá, colgó y sin mirarla a los ojos le dijo:

—Este… este… tienes cáncer. Yo no puedo hacer nada, tienes que ver a un oncólogo. Ya no es mi especialidad. Pero no te preocupes, hay tratamientos… quimioterapias.

Los resultados tenían fecha del 6 de marzo de 2003 y en ellos se leía:

Impresión diagnóstica:

Glándula mamaria (Cuadrante inferior externo y retro areolar); CARCINOMA CANALICULAR INFILTRANTE SIN PATRÓN ESPECÍFICO (GRADO III DE NOTTINGHAM, PLEOMORFISMO NUCLEAR 3 MITOSIS POR CAMPO 2, FORMACIÓN DE GLÁNDULAS 2)

—¡¿Tiene qué?! ¡¿Cómo que tiene cáncer?! ¡¿En dónde?! ¡¿Desde cuándo?! ¡¿Por qué lo sabemos hasta ahora?!

El instinto protector de mi madre apareció en la escena y me dijo:

—Tranquila, no va a pasar nada.

Pero yo no podía contenerme.

—¿Cómo que tranquila? ¡Cuando me salí discutían sobre una cicatriz y ahora me dicen que tienes cáncer!

El momento en que se recibe la noticia es terrible. *Cáncer* es una palabra monstruosa, pues automáticamente la relacionamos con la muerte.

—No, no, no… Me niego a que le pase algo así a mí mamá. Se equivocaron en el laboratorio, no puede ser de otra manera. Cuando terminaron la operación el doctor nos dijo que no nos preocupáramos, que no había absolutamente nada anormal o preocupante, que la bolita era de grasa o leche enquistada.

En estado de shock le marqué a mi esposo al celular. Las lágrimas no cesaban y casi no podía hablar, no lograba digerir la noticia. Le pedí que hiciera una cita para el día siguiente con los mejores oncólogos de México para que dieran su opinión. No podía explicarme qué pasaba. Mi mamá era una mujer de cuarenta y siete años, deportista, sana, con una condición física impresionante, no bebía, no fumaba, era vegetariana, alegre. ¿Cómo demonios podía tener cáncer?

Al recibir una noticia así el mundo se detiene y el pánico te abraza; quisieras ser capaz de detener el tiempo, de descubrir que todo es irreal, un mal sueño, que pronto despertarás y dirás: "¡Qué horror! Tuve una pesadilla". Pero por más que lo intentas, lo que vives es real.

Es muy triste haberlo sabido de ese modo, más cuando el médico no se preocupó por revisar los resultados y lo hizo sólo cuando mi mamá se los llevó, dos meses después.

Enojada, desconcertada, sin entender lo que sucedía, le pregunté al doctor Pérez Cisneros por qué no había revisado a tiempo los resultados; sólo me contestó que, como psicóloga, debía entender que "los hubieras no existían". Mi dolor ante la noticia era mayor que el odio que sentí por el pseudomédico; desgraciadamente al recibir noticias de este tipo es difícil pensar en realizar una acción de carácter jurídico, ya que el miedo y la incertidumbre del futuro del paciente y el tiempo que se invierte en los siguientes estudios y las siguientes consultas se vuelven razones para lamentablemente no poder denunciar. Pero todos estos años no me han faltado ganas de denunciar su negligencia médica para que otras mujeres no sean víctimas de su mercantilismo y falta de profesionalismo. Se me olvidaba que vivo en México y que en este país se le permite a cualquier idiota ejercer como médico sin tener la ética, la preparación y hasta la capacidad mental para hacerlo.

Estaba muy enojada por haber caído en manos de un charlatán. Aunque sabía que él no era el causante del cáncer de mi mamá, en buena medida sí era el responsable del avance de la enfermedad por su falta de preparación y compromiso; no estudió adecuadamente a la paciente antes de someterla a una cirugía en la cual se pretendía descartar la presencia de un tumor. Por si esto fuera poco, no se molestó en solicitar ni leer los resultados del estudio definitivo de patología hasta dos meses después de la intervención. Eso sí, no hubo demora alguna en el cobro de sus honorarios. Finalmente y para completar este cuadro de horror, el deshonesto y sinvergüenza pseudomédico, Marcos Pérez Cisneros, tuvo el descaro de programar una segunda cirugía para resecar una nueva tumoración que apareció de nuevo en una de las mamas.

A pesar de los dos meses que habían transcurrido desde la cirugía y de múltiples llamadas de mi mamá para informarle de su malestar y su preocupación por la nueva tumoración, el cínico no tuvo la delicadeza de verla. Ese tiempo perdido fue de vital importancia, ya que el estudio indicaba grado III y cuando se volvió a realizar otro éste indicó grado IV. Esto puede sorprender a cualquiera, pero lo que sigo sin poder digerir es su respuesta y la psicopatía que manifestó al confrontarlo con su negligencia.

Además del dolor de la noticia, era una impotencia saber que era primordial dedicarnos a mi mamá y se tenía que dejar un crimen como éste sin castigar, pese a saber que seguiría atendiendo a más pacientes y lamentablemente seguirá teniendo en sus manos la salud de mujeres que convertirá en víctimas.

Desde el estacionamiento del hospital nos comunicamos con los hermanos de mi mamá y con su mejor amiga. Cada vez que dábamos la noticia, el dolor en el estómago era insoportable, se me dificultaba repetir lo que nos habían dicho. Lloré y lloré. Abracé a mi mamá y ella también lloró, pero poco, ya que su hija estaba deshecha y no soportaba la noticia.

Fuimos a casa de mi mamá. Allí estaban mis tíos Vainilla y Chocolate, con quienes antes de esto no había una buena relación. Su forma de reaccionar, sinceramente, fue asombrosa. Le dimos la noticia a mi hermana que estaba conectada a internet, muy emocionada por un correo electrónico. No entendió lo que el cáncer implicaba, su corta edad de quince años hizo que la magnitud de la noticia la tomara muy ligeramente. Sus mecanismos de defensa se activaron, reaccionó tranquila y preguntó: "Pero eso se cura, ¿no, ma?"

En el inter llegó Clemente, mi esposo. Todos hablaban caóticamente. Lo impresionante de la situación fue que mi mamá empezó a tranquilizarlos, decía que no se preocuparan, que de cáncer no se iba a morir. Sólo Dios sabe lo terrible que me sentía, tenía la necesidad de abrir la puerta y salir corriendo; no podía creer que el ser humano tocara fibras tan dolorosas. Pensaba en familias que han vivido tragedias, en personas que han vivido guerras; imágenes de películas de todo tipo venían a mi mente, en ese instante era como si mi memoria fuera perfecta. Recordé de golpe todas las películas que había visto sobre cáncer, las tramas y los personajes eran nítidos. Pensaba que en tan sólo cuatro horas la vida me había cambiado para siempre. Estaba en pausa, no sabía dónde estaba el cáncer ni qué era exactamente. La cabeza me daba vueltas, tenía algo que me destrozaba el corazón, me daba lástima ella, me daba lástima yo misma.

Mónica desnudó su alma ante su esposo confesándole que había ido a ver a un abogado para buscar el divorcio, pero después de la noticia de su enfermedad, el panorama había cambiado por completo. Le dijo que iba a luchar, que se había cansado y dado por vencida de luchar por él, que ahora lo más importante era conquistar de nuevo su salud. Le dio la libertad de que viviera su vida con su amante de veinticinco años de edad; le dijo que ella no iba a interferir y lo único que le pedía era no firmar el divorcio para que no perdiera su seguro, ya que sólo la cubría si estaba casada con Uriel. Ninguna otra aseguradora la aceptaría con una enfermedad diagnosticada. Ante los ojos de la sociedad, Uriel se estaba comportando a la altura al aceptar dicho trato; ante los ojos del corazón, para mí, era lo mínimo que podía hacer por alguien a quien supuestamente en algún momento le tuvo cariño. A Uriel se le hizo fácil quedarse y decir que él estaba con ella de todo corazón. En realidad, lo que él quería era salir victorioso: era preferible quedar como un hombre responsable que se ocupa de su esposa que está gravemente enferma de cáncer en etapa IV, lo cual seguramente interpretó como que estaba muy cerca de la muerte. Prefirió decir "me quedo", además con la libertad de seguir con la novia; "me quedo", y eso le dio tranquilidad a su conciencia, alabándose constantemente de que lo había hecho. La estrategia de Uriel era perfecta, se quedaba en casa y quedaba bien con la sociedad; se alababa a sí mismo y era protagonista de la tragedia de que su joven mujer tenía cáncer de mama en etapa prácticamente, como decía él, terminal. Su esposa se enfocaría en recuperar su salud mientras él tendría la oportunidad de salir con su amante de veinticinco años.

Uriel llegó muy serio a decirnos que los meses que le quedaban de vida a mi mamá él estaba dispuesto a pasarlos junto a ella. Nos sentó a mi mamá y a mí y nos dijo que consideráramos si se sometería a tratamiento, ya que él conocía muchas historias donde la familia terminaba devastada, que mejor no tomara ninguno, ya que finalmente se iba a morir, que mejor no perdiera el tiempo en hospitales.

Mi mamá sólo levanto una ceja. Sin decir nada se fue a su habitación. Él me miró con ojos de que no había de otra.

— Lástima —expresó; abrió las manos, encogió los hombros y continuó—: Tú acabas de casarte. Mejor enfócate en tu matrimonio porque lo puedes perder si te quedas al cuidado de tu mamá.

Su consejo se me hizo mortal. Su arrogancia ante nuestra situación me dejó una marca de dolor sin que yo viera en ese momento lo que vendría.

El apoyo que necesita el paciente con cáncer requiere de un esfuerzo mayor, la familia juega un papel importante, se tiene que encontrar una homeostasis en casa para conseguir la fuerza psicológica para luchar contra la enfermedad. Pero aquí la situación marcaba que además del cáncer había un personaje que sería peor que cualquier metástasis.

4

LA ETERNA PRIMAVERA

En esa infancia de primavera eterna donde parecía que el invierno en mi vida nunca llegaría, justo en una mañana soleada, mi mamá estaba en la terraza contemplando las buganvilias que se encontraban en cada esquina y miraba en el cielo el vuelo constante de los pájaros. Mientras, le contaba a la abuela la vida de su escritor favorito.

—A ver, Mónica —decía la abuela, con un tono demandante y elevado—, explícame de una vez por todas cómo te relacionaste con ese escritor *Mupasán*, que además le pides cosas como si fuera un santo o algo por el estilo y tengo entendido que ni católico era. Mira, mi hijita, si quieres pedir cosas lindas o maravillosas, pídeselas a Dios, a la Virgen o a los santos, ¡pero no a un escritor! Por Dios, ¿qué son esas ideas raras?

Mi madre no dejaba de sonreír al recordar cómo su mamá había pronunciado el nombre de Maupassant. Con suavidad hizo la cabeza hacia un lado mirándola y luego volteando al cielo le dijo:

—Te voy a contar cómo lo descubrí. ¿Te acuerdas en qué colegio iba?

—¡Claro que me acuerdo! —expresó mi abuela

—Por ser un colegio francés, madame Dominique tenía un gran apego por contagiar a sus alumnas y despertarles el deseo de la lectura, sobre todo por los grandes escritores franceses. Recuerdo, y tenía tan sólo trece años, cuando nos dejó leer un libro que se llama *El collar*; me impresionó tanto la forma de escribir del autor que inmediatamente busqué quién era y qué más hacía.

—¿Y qué encontraste de maravilloso? —le preguntó.

—Que nació en 1850 y recibió una educación religiosa, aunque lo expulsaron del seminario al cual había ingresado a los trece años. Al año siguiente de que lo expulsaron, inició sus estudios de derecho en París.

—No'mbre, me tienes impactada, ¡qué gran hombre! —le comentó la abuela en tono sarcástico.

—¡Ya, mamá! Si me haces burla de su vida no te sigo contando.

—¡Prometo comportarme!

—Okey, pero nada más veo que te burlas y ya verás, ¡eh! Imagínate que interrumpió sus estudios por la guerra franco-prusiana, pero los retomó en 1871. Ocho años después su papá logró que ingresara en el Ministerio de Instrucción Pública, que abandonó más tarde para dedicarse a la literatura. Su amigo y maestro, Gustave Flaubert, fue quien lo introdujo al círculo de escritores de la época. De hecho, Flaubert lo tomó bajo su protección, le abrió la puerta de algunos periódicos y le presentó a Émile Zola. ¿Te imaginas eso, mamá? Maupassant fue quien escribió *Bola de sebo*; fue su primera publicación, una de sus grandes obras. Estamos hablando de 1880.

—¡Ah, claro! Con razón me sonaba, es el libro que está en mi secreter.

—¡Exactamente! Lo deberías leer, te puedo asegurar que es mucho más interesante que tu revista *¡Hola!*

—No me has dicho nada maravilloso como para que prefiera leerlo a él y dejar de leer lo que hace Lady Di.

—Gracias al libro que has visto en el secreter, Maupassant pudo adquirir cierta notoriedad en el mundo literario. Es autor de muchos cuentos y relatos, como trescientos, ¡imagínate!

—¿De qué temas habla?

—Sus temas favoritos son los campesinos, pero a ti te encantaría cuando habla de los pequeños burgueses. También habla de la mediocridad de los funcionarios, de las aventuras amorosas o de las alucinaciones.

—A mí dame el que hable de las aventuras amorosas —dijo, soltando una carcajada, como si esas dos palabras fueran clave para entrar en el laberinto de sus recuerdos.

Madre e hija movieron la cabeza de un lado a otro y la sonrisa de complicidad de ambas delataba la unión tan fuerte que había entre ellas.

—Pero tengo que decirte que además padecía trastornos nerviosos.

—Te juro, Mónica, que no me estoy burlando, pero no entiendo la maravilla de este hombre que además me dices que padecía trastornos mentales. ¡Falta que me digas que estuvo en un hospital psiquiátrico!

—¡Pues sí, mamá! ¿Qué comes que adivinas?

—¡Lo decía de broma!

—Pues para que veas qué lecciones da la vida. Un hombre que fue encerrado en 1892 en un psiquiátrico de París, y hoy, un siglo después, hablamos de él. Para mi gusto Maupassant lo que tuvo de espectacular fue que supo ser diferente, supo librarse de las cadenas de la sociedad y establecer sus propias ideas. Y no sólo eso, tuvo una forma maravillosa de expresar las críticas de la sociedad en arte, de transmitir en palabras su aberración por lo establecido, por los valores perdidos. Se burló auténticamente de la sociedad, se burló de lo que nos hemos convertido, y tuvo el valor de expresarlo a pesar del precio que eso llevaba. Fue alguien capaz de vivir sus pasiones y eso a la sociedad no le agrada, no le agrada que alguien pueda ser libre, ni en esa época ni en ésta. Por eso me cautivó tanto, por su agilidad de poder ser él mismo.

—¡Claro, Mónica! Ahora entiendo un poco; a ti lo que te gusta es salirte siempre con la tuya. Por eso te encantó.

—¿Sabes, mamá?, yo no sé qué tengo. Tal vez dirás que estoy loca, pero siento que Dios debe estar muy ocupado en asuntos realmente importantes como para que le pidamos cosas triviales, entonces desde pequeña a Maupassant lo siento como una especie de ángel guardián, como alguien que me ayuda, a quien le pido cosas y me las concede, cosas mundanas, cosas triviales, pero en realidad me las concede.

—¿Como qué cosas?

—Como cuando estoy jugando tenis. Le digo: "Maupassant, por favor, que cometa doble falta", y sucede. Cuando estoy en un estacionamiento le pido un lugar cerca de la puerta

53

y en ese instante un coche está saliendo justo por donde estoy pasando.

—Ay, Mónica, por favor, no confundas la suerte con cosas del más allá.

—Okey, te lo voy a decir también: le pido que fulanito se enamore perdidamente ¡y se enamora!

—No me extraña nada. Eres una mujer bellísima, inteligente y con mucho carisma; tampoco confundas la belleza con algo del más allá. Vas a tener muchos hombres en tu vida que se enamoren perdidamente de ti. Tu Maupassant no me convence en lo absoluto; nada de lo que me has dicho creo que sea trabajo y esfuerzo de este señor que lleva muerto más de un siglo, pero la locura no cabe duda de que se identifica aun en tiempos y espacios diferentes.

—No lo sé, mamá. Tal vez sí es una locura, pero yo lo siento, yo sé que es él el que me concede las cosas que pido. Para mí la felicidad está en todos los días de mi vida, está tan al alcance de mi mano que tengo la sensación de sentirme premiada y muy cuidada, como dices tú, con alguien del más allá. Me pregunto por qué la gente no logra ser feliz, por qué habiendo tantas cosas tan maravillosas no logra el ser humano ser feliz con las cosas cotidianas que día a día te presenta la vida. Yo amo mi vida y gozo cada instante de ella. Gozo, y ésa es la palabra que describe cada momento de mi existencia. Siento, y esto lo vas a escuchar como algo muy raro, como una locura bastante extraña, pero se debe gozar hasta el sufrimiento porque eso quiere decir que el corazón tiene la capacidad de sentir tanto la felicidad como el dolor. ¡Me permito sentir! De eso se trata para mí la vida, de tener la profunda capacidad de gozar absolutamente todo, vivirlo con cada célula de mi cuerpo.

—¡No, bueno! Esto ya pasó a niveles más profundos, mejor disfruta llevar a tu hija al ballet, que se te va hacer tarde. Después me contarás de tu amigo del más allá. Te voy a dar un consejo: procura no contarle a nadie, mi hijita, lo que me acabas de decir.

—¡Ay, mamá! Aunque no lo creas, disfruté mucho compartirte mi relación extraña y aunque la veas completamente loca no pretendo convencerte de nada.

De esa forma transcurrió la vida para mi mamá con Maupassant, su inseparable amigo del más allá, aquel amigo fiel que estaba cuando ella lo necesitaba, que le concedía lo que ella le pedía. Por más absurdo que fuera, siempre se lo cumplía.

Acostumbrábamos visitar Acapulco los fines de semana, ya que estaba cerca de la pequeña ciudad dónde vivíamos. Un día en la playa la abuela se metió al mar; como nunca perdía el estilo que la caracterizaba, lo hizo con unos lentes Cartier y su sombrero. De pronto una ola la sorprendió y el mar se llevó los lentes nuevos. Después de recuperar el sombrero que quedó flotando y acomodarse aquel peinado pelirrojo, logró, con gran dificultad, salir del mar completamente indignada por haber sido arrastrada por la ola.

Mientras tanto mi mamá hacía castillos de arena conmigo. Al ver a la abuela desalineada y enojada con el mar, se rio y le dijo:

—¿Qué te pasó? Dices que nunca se debe perder el estilo —y seguía riendo.

—En lugar de reírte, a ver si es cierto: pídele a tu Mupassant que recupere mis lentes.

—¡Mamá, por favor, es mar abierto! Sí me concede cosas, pero en la vida no puedes abusar de lo que pides.

Y con una sonrisa de ternura siguió haciendo castillos de arena y me cerró el ojo. Ya una vez terminado el castillo, nos metimos al mar para quitarnos toda la arena. Me cargó con suavidad y de pronto mamá sintió que algo le picaba en el pie, la abracé con mis piernas y le pregunté si eran animalitos. Mamá volvió a sentir lo mismo; un poco asustada metió la mano para ver qué era lo que por tercera vez la tocaba y ¡oh sorpresa!, eran los lentes Cartier.

—¡Son los lentes de mi abuela!

La abuela se quedó fría; Mónica salió del mar con cara de satisfacción.

—Mamá, ¡aquí están tus lentes! —le dijo, levantándolos hacia ella—. Nada más que yo no sé los pedí, ¿acaso tú se los pediste a Maupassant?

—Mónica, ya no quiero esos lentes, ¡no lo puedo creer!

—Pues deberías estar contenta. ¡Aquí están!, ¿acaso no era eso lo que querías?

—No, ya no. Es que yo... yo... bueno, no sé. De pronto se me ocurrió decirle a tu Mupassant (con risa nerviosa), bueno, sólo pensé, "pues si es verdad que existes, haz que aparezcan mis lentes", pero yo estaba segura de que era imposible.

—Ah, mamá, ten cuidado con lo que pides, porque se te cumple. Pues ya te dio una pequeña muestra de que sí anda por aquí.

—¡No es gracioso, Mónica! Deberías dejarlo en paz, te lo digo en serio.

Me asusté mucho cuando te vi con los lentes en la mano.

—¿Ves, mamá, qué lindo es? Mejor ya llévate bien con él.

La abuela sólo miró hacia arriba entendiendo que su hija, cuando creía en algo, jamás se daba por vencida. Era algo que admiraba, pero al mismo tiempo le preocupaba, ya que tenía tanta tenacidad para sus cosas que hasta miedo le dio que un día fuera a sorprenderse a sí misma pidiéndole cosas a Maupassant.

El nombre de Maupassant me era completamente familiar, pero mis siete años de edad no me permitían entender que hablaban de un hombre que llevaba más de cien años muerto. Le pregunté a mi abuela:

—¿Quién es el tío Maupassant?

—A ver, Mónica, esa pregunta es más difícil que cualquier otra. Creo que te corresponde decirle a tu hija quién es el tío Mupassant que tanto mencionamos y que no conoce —le dijo la abuela con tono burlón.

Mi mamá sonriendo me dijo:

—Mira, Moniquita, Maupassant es un señor que escribía cuentos que cuando yo era niña leía y me gustaban mucho. Su cuerpo ya murió, pero yo creo que tiene poderes mágicos porque aunque no esté físicamente y no lo podamos ver o escuchar, él sabe lo que le pedimos. Es alguien como tu hada madrina a quien le pides juguetes y te los concede; es alguien como Santa Claus; es alguien que a mí me da sorpresas, como los lentes de tu abuela que se le perdieron en el mar, ella le pidió que por favor se los encontrara y lo hizo. Las catarinas que tanto te gustan son una muestra de que él está aquí; cada vez que vemos una, sé que él está presente; es una forma de comunicarnos.

A los siete años el pensamiento es mágico y lo pude comprender sin mayor conflicto. Fue parte de mi desarrollo entender que algunas personas tenían una sensibilidad mayor ante la vida; cuando me convertí en psicóloga pude comprender que le damos significados maravillosos a las cosas. Una catarina puede ser, para algunos, un simple insecto, pero, al mismo tiempo, puede representar una historia de complicidad para otros. Ésa es la magia con la que mi mamá nos educó, la sensibilidad que nos transmitió, el secreto de su sonrisa coqueta y al mismo tiempo misteriosa, que veía luz donde la mayoría de la sociedad veía oscuridad; veía un significado mágico y oculto donde los demás simplemente veían un insecto.

Dos años más tarde, cruzando una calle cercana a la misma playa, Mónica se encontró a un amigo español que hacía tiempo no veía. Mis abuelos lo saludaron al igual que ella, platicaron unos minutos y quedaron de verse para cenar esa noche.

Mónica sólo llevaba ropa para la playa y para hacer ejercicio. La abuela la llevó a un centro comercial a comprarse algo sexy para que su hija fuera a cenar con su amigo.

Constantemente yo le pedía a mi mamá un hermano, pero mi plan no incluía un papá. Ése era el detalle que me había faltado pedir: un hermano sin papá. Con el sabor amargo de los celos le dije a la abuela que mi mamá se iba a casar con ese hombre que habíamos encontrado en la calle.

Mi abuela me decía: "No, chula, es un amigo y tu mamá tiene derecho a salir y divertirse con gente de su edad"; pero yo pensaba: "¿Quién podía divertirla más que yo?"

En efecto, pocos meses después de aquella cena Mónica nos dio dos noticias, la primera era la noticia de que se iba a casar, y no sólo eso, sino también que se quería ir a vivir a la Ciudad de México y dejar Cuernavaca. Eso implicaba irnos de casa de los abuelos, con todo y sus grandes jardines para correr; dejar de ver flores todos los días, dejar a la abuela, dejar todo un mundo de juego y llegar a vivir a un departamento chico, sin jardín, sin alberca; abrir la ventana y ver edificios sucios y grises, escuchar ruido de coches pasando constantemente en lugar del sonido de los pájaros en la mañana. También implicaba compartir a mi mamá con aquel pelón que no le había bastado con llevarla a cenar.

La segunda noticia era que estaba embarazada…

—Moniquita, tienes que estar muy feliz. Vas a tener un hermanito; por fin, después de tantas veces que me lo pediste, vas a tener un hermanito.

—Sí, mamá, pero lo quiero sin papá. Yo te pedí un hermano pero… ¡no te pedí a su papá!

—Mira, Moniquita, para tener un hermanito a veces es necesario tener un papá. Vamos a irnos a vivir a una ciudad muy grande donde vas a tener amiguitos nuevos y una escuela enorme y vamos a venir todos los fines de semana a visitar a los abuelos.

Ese martes en la noche me invadió en todo el cuerpo una sensación desagradable e incómoda, con sabor amargo, llamada celos. A mi corta edad no la podía nombrar, pero la sentía. Supe controlarla, pero no aprendí a quitarla de mi vida. Cuando se encuentra amenazada mi estabilidad suele ser la misma sensación de aquella vez. La noticia era sumamente alegre pero a la vez temía dejar a mi abuela, mis juguetes y, sobre todo, me daba miedo compartir a mi mamá con alguien que no era ni siquiera de mi familia. Y ya decíamos que éramos una familia junto con el pelón que se nos cruzó en el camino. ¿Cómo podía ser eso aceptable?

Pero fue una realidad. Dejamos Cuernavaca y llegamos a vivir a la gran ciudad. Desde la ventana de mi habitación ya no se apreciaban árboles, flores, ni pajaritos cantando; ahora se veía la gran pared gris de otro edificio y se escuchaba el sonido del motor de los autobuses junto con la combinación del claxon y el estruendo general del día a día en una metrópoli sobrepoblada; pero todos teníamos que estar felices porque éramos una familia. Ese concepto se me hacía ridículo: ¿Familia? ¡Familia éramos mi mamá, mis abuelos y yo!, pero la abuela decía que el pelón era lindo y que con el tiempo yo iba aprender a quererlo mucho.

Acostada en mi cama con una muñeca entre mis brazos le pedía a mi hada madrina —que todo me concedía— que por favor regresáramos a vivir a casa de mis abuelos, a esa pequeña ciudad donde la gente se conocía, donde hacía calor, donde había un hogar, donde estaba realmente mi familia.

La abuela procuraba visitarme los miércoles, y los viernes nosotras íbamos a Cuernavaca. A Bene, el nuevo integrante de la familia, no le parecía la idea, pero a pesar de ello iba con nosotras uno que otro fin de semana.

Comenzó la escuela y ése fue uno de los primeros pasos que aprendí a dar, entendiendo que no era lo que yo quería; sin embargo, no tenía opción y debía aprender a sacar lo mejor del momento. En el recreo salíamos a jugar a un patio, pero no era jardín: saltar y correr en el cemento no era lo mismo. Al igual que a mi habitación, también a la escuela la rodeaban muchos edificios: unos con colores llamativos, otros viejos y uno que otro en construcción. No había alberca, ni canchas de tenis, ni resbaladillas, ni columpios. Aun así, los niños se reían y jugaban los mismos juegos que en mi pequeña ciudad, aunque se resfriaban más y su color de piel era más pálido que el nuestro. Hasta que llegó la primavera comprendí que mientras yo siguiera viviendo ahí, mi corazón iba a estar en invierno.

La escuela puso en su patio un gran mural para darle la bienvenida a la primavera, con pajaritos de papel y flores de papel china. Recuerdo que todo el recreo me quedé mirando el muro; nunca en nueve años había visto una cosa así. Mi pequeño pueblo se conocía como la ciudad de la eterna primavera y para mí era realmente triste que no volaran pajaritos de verdad, ni ver flores en el jardín cuando jugábamos, pero las podíamos ver en el gran muro. Llegué al departamento y le dije a mi mamá que ya no quería nunca más regresar a esa escuela, que era una mentira.

—¿Por qué dices que es una mentira la escuela, Moniquita?

—¡Porque no es cierto nada de lo que dicen!

—¿Qué es lo que dicen, mi vida?

—Que ya llegó la primavera y no es cierto; sigue siendo el mismo patio espantoso sin juegos, sin árboles, ni pájaros, ni flores, ni nada. ¡Además los hacen ellos! ¿Creen que no nos damos cuenta que no son de verdad? Los pajaritos y las flores que ponen, mamá, ¡son de papel!

—Moniquita, los ponen de papel porque es como si estuvieran ahí. Entonces todos los niños los pueden ver. Pero eso no quiere decir que porque sean de papel es una mentira, es sólo una representación de lo que es real.

—Tengo una idea, ¡ya sé qué podemos hacer, mamá!

—¿Qué?

—Nos regresamos a vivir con los abuelos y cuando nazca mi hermanito le hacemos un papá de papel.

Lo que recuerdo después de eso es que mi mamá no dejó de reírse por días. Se lo contaba a la abuela y la abuela se lo contaba a sus amigas y yo no le encontraba la gracia; yo realmente pensaba que era la solución a nuestro problema.

No sólo en la mente de los niños nace un pensamiento mágico. Los adultos, con frecuencia, lo logran tener, pero llega la palabra *madurez* acompañada de un movimiento de la cabeza de un lado a otro; las cejas se levantan y el pensamiento mágico se esfuma. Pero eso no le sucedía a Mónica. Cuando el pensamiento mágico llegaba, ella movía la cabeza de arriba hacia abajo sin levantar la ceja, mordiéndose el labio, y lo aceptaba. Entonces el pensamiento cobraba vida y se expandía y se lograba hacer un diálogo con ese momento indescriptible, con ese fenómeno inexplicable, con eso que no se entiende pero se siente.

Bene se la llevó de viaje a la misma playa dónde se habían encontrado. Para entonces mi mamá, a diferencia de aquella vez, ya era su pareja formal. Mónica estaba mirando hacia el horizonte, viendo cómo el mar celoso del cielo se llevaba al sol; con timidez entre las nubes la luna se asomaba y ella sentía el movimiento constante de las olas. El diálogo era entre la luna, el mar, el adiós del sol; con ese escenario, le daban las gracias a Dios por sentir en su vientre vida. Le daba las gracias a Maupassant por ser siempre ese ángel que todo lo que le pedía se lo hacía realidad. En esa misma playa le había pedido una pareja y la había encontrado al cruzar la calle; en esa misma playa le daba las gracias y la bienvenida a ese ser vivo.

La escena abandonó su magia cuando un dolor insoportable en el vientre le hizo a Mónica salir del mar y caer en la arena. Comenzó a sentir calambres y contracciones en el abdomen; logró ponerse de pie y notó que no era agua lo que escurría entre sus piernas. La sangre la aterró y no concebía que después de un momento tan sublime pudiera estar pasando por eso. Sabía que Dios fallaba, pero Maupassant nunca lo había hecho y no podría ser la primera vez.

La llevaron de emergencia a un hospital. Con dolores terribles sintió cómo se iba desprendiendo de su vientre esa pequeña vida que apenas tenía tres meses en su vientre. Pero ella se negaba a perder algo que con tanto anhelo había buscado. Cuanto más fuerte era su dolor, ella más se aferraba a pedirle a Maupassant que no se lo llevara. Finalmente Mónica arrojó el producto, como suelen llamarlo los médicos. Entre lágrimas y con mucha fe le preguntaba a Dios, y sobre todo a Maupassant, por qué le había permitido bautizarlo en el mar si sabía que en algunas horas iba a ser desprendido. Con certeza dijo que Maupassant jamás le haría algo así, que estaba segura de que el bebé venía en camino, que el bebé estaba bien. El médico, con cara de resignación, veía a su paciente y con voz suave le decía que en casos de abortos espontáneos era difícil que en un principio se aceptara la pérdida. La negación a la pérdida del bebé anhelado era un duelo que tomaría tiempo. Ahora lo importante era practicarle un legrado para asegurar que no hubiera quedado ni un solo residuo.

En el ínter llegó el residente con aire de agotamiento junto con un entusiasmo que no podía ocultar. Le dijo al ginecólogo que le había llegado el primer aparato para ultrasonido y que antes de hacer el legrado quería ver si lo podían usar. El médico pensó que era buena opción debido al estado en el que estaba su paciente y para que se quedara más tranquila antes de continuar con el proceso. Cabe aclarar que el médico no sabía que mi mamá mantenía una conversación con Maupassant; seguro hubiera dado por sentado el diagnóstico de esquizofrenia.

La frase que repetía constantemente era "siento a mi bebé, siento a mi bebé".

—Señora Mónica, eso es imposible, ya que su bebé fue expulsado; tenemos el saco. Le vamos a hacer, si usted lo permite, un ultrasonido.

Comenzó a aparecer la primera imagen y el residente seguía entusiasmado de poder, por fin, utilizar el juguete que tanto esperaba. Fue entonces que, para sorpresa del personal médico, las palabras de la señora Mónica dejaron de ser las de una mamá frustrada o las de una madre que negaba su aborto. En esa pantalla apareció la primera manifestación visible de la existencia de mi hermana Ruth. Ahí estaba, latiendo con toda su fuerza, aferrada a su madre como lo estuvo los siguientes veinte años; allí estaba el bebé que ella sentía; allí estaba la vida que había bautizado en el mar; allí estaba la respuesta a la pregunta que le había hecho a Maupassant. En ese corazón latiendo estaba la certeza de que la vida la seguía premiando.

A los seis meses de embarazo visitamos al ginecólogo, íbamos a ver qué sexo tenía el bebé que se había prendido con toda su fuerza a su madre, aquel bebé que no había sido arrojado junto con su hermano o hermana. Llegamos al consultorio del doctor Olivares.

—Abuela, ¿verdad que mi mamá tiene en su panza a un niño?

—Sí, chula, tiene a un niño.

Ése fue siempre el modo amoroso con el cual mi abuela se comunicaba conmigo, con esa ternura de querer poner a mis pies el mundo entero.

—Sabemos que es niño, sólo venimos a confirmarlo con estas "modernidades" —le decía la abuela al doctor mientras le hacía muecas.

El ginecólogo tenía cara de enojado o al menos eso me parecía. Su seriedad generó un silencio en el consultorio.

—Aquí está el corazón, marcha correctamente. Es un bebe grande, fuerte; va creciendo muy bien. Y aquí tenemos sus genitales, veamos… —empezó a explicar.

De un salto inesperado grité:

—¡Sus huevos! ¡Es niño, voy a tener un hermanito! No me va a quitar mi lugar; siempre seré la chiquita, la princesa, la consentida.

Mi mamá acariciaba su panza y el doctor quiso interrumpir mi euforia para aclarar que sus genitales eran…

—Sí, doctor —exclamó la abuela con voz de mando—, los genitales son los testículos.

Se acabó la discusión. Por tres meses pensé que iba a tener un hermanito, que lo amaría y jugaría con él.

El 15 de septiembre de 1987 estaba esperando a mi abuela, quien iba a venir por mí al departamento. Era día feriado, no había motivo por el cual quedarme ahí. La llamé en cuanto me desperté y le dije en voz baja y en tono de travesura:

—Ven lo más pronto que puedas. Te extraño infinitamente.

—Chula, voy de inmediato. Y así fue.

Vinieron los abuelos por mí, nos despedimos de mi mamá y de su gran panza. Nos dirigimos hacia mi pueblo que tanto extrañaba. Al llegar a Cuernavaca le marcamos a mi mamá para decirle que estábamos bien, que habíamos parado por un helado de cajeta y elote, sabor que hoy me sigue recordando ese día.

—Mónica, Mónica, ¿qué dices? No te entiendo, ¿por qué no puedes hablar? —la abuela comenzó a gritarle en el teléfono a mi mamá—. ¡No sé qué pasa, no puede hablar! —le gritó al abuelo—. Habla como si le estuvieran tapando la boca.

Murmurando y con voz de llanto y un gran esfuerzo, mi mamá se logró quitar la cinta que tenía en la boca.

—Nos acaban de asaltar. Se metieron al departamento, tengo las manos amarradas, pero no me amarraron las piernas por si nace el bebé —le dijo a la abuela con un tono de voz desesperado—. Chila (la mejor amiga de mi mamá) y Bene están amarrados en la sala.

La abuela comenzó con taquicardia y el abuelo les pidió tranquilidad en lo que mandaba a alguien por ellos. Mi mamá lloraba, le decía que la panza se le había hecho chiquita, que habían cortado cartucho antes de salir y que les apuntaban constantemente con una pistola. Se habían robado todas las joyas y cosas de valor, pero lo que más miedo le daba era que uno de los asaltantes había disparado a un espejo y que sus nervios no le permitieron observar que era su propio reflejo.

El abuelo se puso pálido; nunca lo había visto tan preocupado, tenía saliva blanca en la boca. La abuela me decía:

— Todo va a estar bien, chula; todo va a salir bien, chula. A tu mamá nunca le va a pasar nada malo.

Ese día lo creí. Ese día supe que mi mamá iba a estar bien y que mi hermanito se salvaría. Ese día supe que a mi mamá no le podía pasar nunca nada malo por la simple razón de que yo no lo soportaría. Era tanto mi miedo a perder a mi mamá que simplemente era imposible pensar que algo malo le podría suceder.

Los tres llegaron a Cuernavaca y mi mamá comenzó a contarle a mi abuela:

—Te juro que no íbamos a salir precisamente porque en México aprovechan el 15 de septiembre para asaltar. Muchos están de fiesta, pero nosotros estábamos sentados en la sala. Platicaba con Chila cuando de pronto Bene abrió la puerta, lo empujaron y entraron tres hombres atrás de él. Uno de ellos se vio en el espejo; no se reconoció y disparó. Nos pusieron boca abajo y lo único que pensaba era que si me mataban el bebé se iba conmigo, pero Moniquita quedaría sola, sin mamá, sin hermano. ¿Qué explicación le iban a dar a mi hija? ¡Qué muerte tan insípida! Una muerte fría era una tragedia. Me la imaginaba en un futuro: "mataron a tu mamá embarazada sentada en su sala". ¡Era un final que no podía pasar!

—Me niego a morir sin ninguna causa —decía mamá—; me niego a morir sin ningún sentido; me niego a que mi hija el día de mañana diga "murió trágicamente". Definitivamente quiero una muerte que no deje odio en su corazón.

La abuela besaba su imagen de Jesucristo mientras mi mamá seguía hablando y no se daba cuenta de que yo la veía de perfil y veía esa gran panza y me emocionaba saber que ya no estaría sola en el mundo, que la personita que estaba ahí dentro sería mi compañero fiel para toda la vida. Ella continuaba con su diálogo con la abuela.

—¡Es brutal lo que hoy aprendí! Mamá, cuando uno tiene hijos ¡hasta tiene que tener una muerte con sentido! ¿Sabes lo que eso implica? Ojalá el día que me muera les sirva a mis hijos como una lección de vida y no lo vivan como una tragedia. Hasta tú, mamá, por favor; no quiero que te vaya a dar un paro cardiaco así de la nada, y que yo piense que estás viva y me acerque y te esté platicando y no me dé cuenta de que estás muerta.

—¡Mónica, ya párale! —le gritó la abuela con voz de autoridad—. ¡Ya párale!

—¿Qué? ¿Te ofendió que te diga que espero que el día que te mueras me dé cuenta o qué?

Y terminaron como siempre a carcajadas. Mi mamá continuó haciendo bromas y yo pensaba que eso de lo que hablaban era algo que nunca podía pasar. Simplemente siempre estaríamos juntas, y llegué a la conclusión de que era imposible que algo así pudiera incluso preocuparme, ya que sin ellas nunca me iba a ser posible respirar.

Era un domingo soleado de 1987 que comenzaba con el canto de los pájaros. La ventana estaba abierta y se asomaba un colibrí, daba la impresión de que nos estaba espiando, como si pudiera observar cada movimiento de la casa. Yo le sacaba de pronto la lengua sin que nadie me viera y sentía que él también me hacía el mismo gesto. De pronto mi mamá me habló desde el extremo de la cama.

—Buenos días, *fu, fu, fu*, Moniquita, *fu, fu, fu*.

Pero el ruido tan extraño que hacia mi mamá me impidió que le pudiera sacar la lengua de regreso al colibrí.

—¿Qué te pasa, mamá?

—Mira, es que ya me voy a adelantar a México, *fu, fu, fu*, porque siento que, *fu, fu, fu*, el bebé tiene muchas ganas de verte.

—¿Qué? ¿Por qué hablas y dices *fuuuu, fuuu, fuuuu*?

—No digo *fu, fu, fu*. Lo que pasa es que estoy soplando. Así lo controlo para que no se salga tu hermanito. Tú te vas a ir con los abuelos a México y ahí te voy a ver, ¿okey? Te amo, *fu, fu, fu*.

Mi abuela entró a la habitación y me dijo:

—Chula, ya va a nacer tu hermanito. ¡Qué emoción! Tenemos que ir a comprarte un vestido nuevo para que diga "qué bonita hermana tengo".

Creo que yo no entendía todo el concepto. El *fuuu, fuuuu, fuuuu* de mi mamá me había hecho que todo lo demás no lo entendiera. Inflaba los cachetes de una forma fea y chistosa. Le pregunté a mi abuela que si ella cuando tuvo a mi mamá inflaba los cachetes igual y me dijo:

65

—¡Claro que no!

—¿Por qué, abuela?

—¡Porque me veía fea!

Fuimos por el vestido nuevo. Le compramos muchas cosas de color amarillo, ya que la tradición dice que es de buena suerte. Llegamos toda la familia Salmón al hospital; estábamos en la suite esperando la llamada del doctor Olivares, cuando de pronto sonó el teléfono. Yo me lancé a contestarlo y escuché la voz de una señorita que dijo: "Felicidades, ya nació perfectamente bien y sin complicaciones la niña".

—¿La qué? ¿Cómo que la niña? ¡La niña!

En ese momento alguien me quitó el teléfono y bajé corriendo las escaleras del hospital. Mi abuela venia atrás de mi gritándome "¡Te vas a caer, chula, no corras!"

—¡Abuela, se equivocaron! ¡Dicen que es niña!

Llegamos al cunero y ahí estaba, envuelta en una cobijita rosa, una bebé de color amarillo. Bajaron todos, se abrazaban y estaban muy contentos. La abuela lloraba de emoción y yo no entendía en qué momento se había hecho niña si el doctor nos había dicho que era niño, ¿y por qué estaba de color amarillo?

Los celos me invadieron. Ya había llegado una princesita y todo mundo hablaba de ella; todo mundo le llevaba regalos y le hacían fiesta. Me explicaron que había nacido de color amarillo por la adrenalina del asalto de mamá, pero que con el tiempo y con baños de sol se le iba a quitar ese color. Y la noticia no sólo era que fuera niña: se iba a llamar Ruth, como mi abuela. Ella iba a tener el nombre de mi persona favorita. Habían quedado en que si era niño se llamaría Benedictino como el papá y si era niña se llamaría ¡Ruth! Yo decía que si seguía con el color amarillo le quedaría mucho más llamarse Benedictina.

Yo la veía sin ropita y decía: "¡Sí, es niña!" Los celos cada vez aumentaban más y más. Al regresar al departamento nos invadía el color rosa por todos lados para dar la bienvenida a la niña. Mi abuela me leía un cuento mientras yo observaba los globos rosas y la cigüeña que colgaba sobre la pared que decía "Bienvenida, Ruth". Nuestro cuento fue interrumpido por un grito de mi mamá desde la cocina que indicaba que la bebé estaba llorando. Le gritó a la abuela que fuera a verla. En ese momento le enterré las uñas en la pierna y la mire diciéndole: "Aquí te quedas".

Mi mamá salió de la cocina y enojada le dijo a mi abuela: "No puedo creer lo que estoy viendo, no es posible que no te hayas parado". Ella contestó: "Sí me iba a parar, pero se me atoró el tacón".

Yo dejé de ir a la escuela y me quedaba en casa con ellas. Un día, mientras mi mamá estaba bañando a Ruth me dijo:

—Moniquita, ¿quieres a tu hermanita?

—Sí, mamá.

—Entonces no te deben dar celos. Tengo una gran idea: tú quieres a la muñeca Comiditas que le das de comer y hace pipí, ¿qué te parece si mejor te la regalo? Va a ser tu muñeca de verdad. ¿La quieres?

—¿A quién, mamá, a mi muñeca o a tu hija?

—A tu hermana. Te la regalo.

Y mientras le quitaba la ropita para bañarla en una tina rosa y la metía a su recámara para que no se enfriara me dijo:

—¿La quieres? Te la regalo, va a ser sólo tuya por siempre. Va a ser tu muñeca de verdad por siempre.

En ese momento abracé a mi mamá con todas mis fuerzas y le dije:

—Te prometo que siempre, siempre, la voy a cuidar. Es el mejor regalo.

Corrí al teléfono a llamarle a mi abuela para decirle que mi mamá me había hecho el mejor regalo del mundo.

—¡Abuela, abuela, mi mamá me regaló a Ruthita!

—¡Qué bueno, chula! ¡Cuídala mucho, mucho!

—Sí, abuela; tienes que venir el miércoles para ir a comprarle ropita y juguetes.

Llegué a la recámara y le dije que la quería bañar. Mientras lo hacía le dije que era mía y que yo la iba a cuidar. Nunca más volví a jugar con mis muñecas: tenía una que era de verdad.

Comprendí que el 20 de septiembre de 1987 llegó a mi vida una niña que venía acompañada de alguien más, pero no logró seguirla y su historia quedó en los dos meses de vida intrauterina. Eso hizo que yo, la hermana que llevaba nueve años afuera, me convirtiera en su alma gemela. Sinceramente no sé si el destino tenía ya marcado que sería mi niña de por vida. Lo que sí sé es que recuerdo perfecto el día que mi mamá me la regaló; fue el mejor regalo que me pudo haber dado en la vida.

5

Un beso para seguir

El amanecer se vestía con un toque de gris y amarillo pálido. Una combinación que aquella ciudad sabía pintar al despertar. Desde niña había estado escribiendo un diario, el cual cobraba vida con infinidad de experiencias que sólo ella podía hacer reales. París mostraba día a día las lesiones que tenía guardadas. Viví las cuatro estaciones y en cada una de ellas están las alegrías y las penas que una joven de dieciocho años puede experimentar cuando esa ciudad soberbia y majestuosa sonríe.

Con esos amaneceres y el sueño pesado de la adolescencia me levantaba corriendo para no llegar tarde a la clase de las siete. Procuraba tomar un jugo de naranja, ya que la cafetería de La Sorbonne la abrían tres horas después. Me forzaba a terminar el jugo que —aun sin ser natural— decía que tenía las mismas propiedades de las naranjas. Me acostumbré a tomarlo con rapidez, ya que, como mi abuela decía, si no se toma al instante pierde todas las vitaminas. Sonó el teléfono; sabía por la hora que no era una llamada común. La percibí en tono de alarma, hacía que mi corazón palpitara, que se estremeciera, que no encontrara temperatura.

Respondí a la llamada y era mamá:

—¿Moniquita, qué haces?

—¿Todo bien, mamá?

—Te están esperando en el aeropuerto. Agarra tu pasaporte, una chamarra y vente ya. Todo está bien, pero la abuela está en el hospital. Tuvo un dolor un poco fuerte en el corazón.

El silencio me invadió. El jugo de naranja seguía esperando, sin embargo, todo había cambiado. Ya no me sabía igual.

Pensé "¿cómo es un dolor un poco fuerte?" Me estaba dosificando la noticia.

—Mami, quiero hablar con mi abuela.

—Está dormida, Mokanita.

—Mamá, despiértala, necesito escucharla. Necesito escucharla, por favor. Mamá, te suplico que la despiertes.

En ese momento supe que las noticias que llegan a tocar nuestros más profundos miedos hacen que el cuerpo no reaccione como debería hacerlo. Las piernas se me doblaron, siempre he tenido la teoría de que el miedo se refleja en esa zona del cuerpo; y el estómago se contrajo. Hice lo que pude para seguir en marcha, pero la realidad es que hasta que no la escuché no pude mantenerme de pie. Con dificultad oí su voz.

—Chula, no te preocupes, aquí te veo. Estoy bien, sólo quiero un beso tuyo para seguir.

Era una voz que implicaba esfuerzo, una voz que se cubría para no lastimarme, una voz que sabía que el dolor que sentía no era un dolor un poco fuerte; los dolores no son poco fuertes, como los llamaba mi mamá. Lo que ella pretendía era suavizar las cosas para cubrir y proteger mi sufrimiento.

—Abuela, voy lo más rápido que puedo, acuérdate de que eres mi mundo. Acuérdate de que sin ti no puedo.

Esto en realidad a quien le daba tranquilidad era a mí, no a ella. Decirle que era mi mundo y que era todo en mi vida era una forma de afianzarla, una forma de hacerla sentir que tenía la obligación de permanecer de manera infinita, de estar aquí, de no marcharse, porque sin ella esta vida no sería posible.

Supe que cuando alguien que amas enferma, nuestras palabras de consuelo no son necesariamente para ellos, sino para nuestros miedos; y están hechas para poder seguir, para poder lidiar con ese momento doloroso. Yo le decía a mi abuela que a mi espera escuchara la canción que le dedicaba, la que nosotras llamábamos *nuestro himno*. La descubrimos un día sentadas con mi mamá en la terraza. Mientras preparaban la comida, yo me estaba poniendo bronceador en las piernas. Desde la cocina no sólo llegaba el olor de la sopa, sino que también logré escuchar de la radio una canción que definía tal cual mi amor por mi abuela. Corrí para poner atención a lo que la letra decía. Al levantarme tan abruptamente el bronceador se deslizó hasta el piso e hizo que me enredara con él y entrara a la cocina con los pies en el aire. Caí de golpe. Los gritos de las muchachas preocupadas no me dejaron escuchar de quién era la canción, ni qué decía exactamente. Me dolió el golpe, pero más el orgullo al ver la caída tan tonta; hubo muchas bromas en la familia al respecto, la abuela decía que estaba prohibido poner un pie en la cocina, pero que mi obediencia era tal que yo entraba con los pies en el aire.

La canción la volvimos a escuchar en el coche durante mis clases de manejo, de las cuales mi abuela era la maestra. Me enseñó a conducir el coche y mi vida. Al escucharla me orillé bruscamente y pude por fin dedicársela:

Me diste alas y me hiciste volar, tocaste mi mundo o yo pude tocar el cielo.
Perdí mi fe, y tú me la regresaste.
Tú dijiste que no había estrella que no pudiera alcanzar.
Estuviste por mí y ya estoy de pie. Tuve tu amor y lo tuve todo.
Estoy agradecida por cada día que me has dado.
Quizá no sepa cuánto.
Pero sé que en verdad es mucho.
He sido bendecida porque fui amada por ti. Fuiste mi fuerza cuando estaba débil. Fuiste mi voz cuando no podía hablar. Fuiste mis ojos cuando no podía ver.
Tú decías que lo mejor estaba en mí.
Me ayudaste a avanzar cuando no podía llegar.
Me diste fe porque tú creías. Soy todo lo que soy porque tú me amaste.

En efecto, mi carácter se reforzaba gracias a esa rusa que siempre dio todo de ella. Mi sangre corría por su fuerza y su entrega, y mis pies se elevaban por el amor que me tenía.

La vida me había dado el don de tener frente a mí la más bella experiencia de las etapas tempranas de la vida: una abuela, y la dicha de que con sus brazos llevara mis pasos a las más altas montañas. Vivir llena de motivaciones y esperanza de que cualquier sueño se puede realizar y cualquier estrella se puede alcanzar.

Recuerdo el placer inmenso de lo que significa tener una abuela. El corazón sabe que cuando se tiene una abuela a quien se ama tanto, los problemas se convertían en notas musicales.

Mi primer amor sublime fue sin duda mi abuela. Yo daba por hecho que si su corazón se detenía, el mío no encontraría forma de seguir latiendo. Por mi corta edad podía ser una forma un tanto poética de expresar lo importante que significa en mi vida, pero la promesa de aquel hombre que la amó de por vida sí la cumplió.

Mi abuela Ruth era simplemente mágica; aun con su carácter dominante llevaba un encanto que dibujaba sonrisas en los demás. Hacía que mis experiencias tuvieran sabores sólo agradables, pero ahí aprendí que las vidas apasionadas e intensas también llegan a su fin. Impregnada queda la nostalgia del día en que el corazón de mi abuela se detuvo. Ese corazón que tanto amor dio de sí una noche húmeda a las 23:40 dio sus últimos pasos.

Me encontraba en el planeta del dolor que suelen llamar hospital. Es un lugar frío, solo y lleno de tristeza; el único sentimiento que se refleja en los familiares: la esperanza. La persona que más amábamos mi mamá, mi hermana Ruth y yo se acercaba al fin de esta vida y al principio de lo más temido por el ser humano: la muerte.

Yo estaba sola en ese planeta, mi familia se encontraba en Cuernavaca. Mariana, mi mejor amiga, me cuestionaba "¿por qué el planeta del dolor?", y la respuesta era sumamente sencilla: el dolor es completamente normal, esperado. Mi corazón se aceleraba cada vez que mi abuela me decía:

—Chula, me duele el estómago, estoy sangrando.

Corría con la enfermera y ella sin expresar ningún síntoma de gentileza decía:

—Es normal que le duela, es normal que vomite sangre.

—Dígame por favor que es esperado, ¡pero no me diga que es normal! ¡No me diga que es normal ver al otro en la frontera del dolor y que sin ningún gesto de compasión pueda decir que es normal! ¡Muestre un poco de empatía! No se debe ser indiferente al dolor del otro, por más contacto que se tenga con enfermos, por más que sea una tarea que se viva día a día. No puede ser normal ni aceptado no compadecerse ante el sufrimiento del semejante.

Durante la estancia en el planeta del dolor había un residente. Mi coherencia me permite decir que era un ángel caído del cielo, o era producto de nuestra imaginación. El doctor Héctor se presentó ante mi mamá, pero después nunca más lo volvimos a ver; él nos guio y nos acompañó en todo momento. Nos daba pases para poder entrar a horas no permitidas, dejaba que mi abuela se pintara las uñas cuando las brujas disfrazadas de enfermeras decían que bajo ninguna circunstancia lo podían permitir, ya que de esa manera podían ver la oxigenación; aunque en realidad podía existir flexibilidad, pues lo podían ver por las uñas de los pies. Él permitía que me quitara los zapatos y me metiera a la cama con ella. Ese instante era mi momento favorito: poder abrazarla, tapadas sin prisas, y compartir un mundo que sólo era nuestro; un mundo que hacía que toda mi seguridad se concentrara bajo esas cobijas. Mi fuerza era tan infinita que era imposible que se fuera de mis brazos; nadie me la podía robar, nadie me la podía arrebatar. Estaba ella y mi corazón le daba la vuelta al sol.

La tía Kilith, la hermana menor de mi abuela, ya estaba en México. Siempre había estado presente acompañando a todos sus hermanos en los momentos de enfermedad.

Ese mismo día había llegado de Nueva York y a mí se me hizo fácil decirle:

—Yo la cuido hoy en la noche y tú mañana para que descanses.

La abuela estaba en terapia intensiva; entonces para pasar la noche nos teníamos que quedar en un pasillo donde había sillas de plástico completamente duras. Su incomodidad está diseñada a propósito para que la gente no se quede por mucho tiempo —después de pasar unos minutos sentado en ellas el cuerpo empieza a doler—; están separadas una de otras, fijas en un tubo para no acomodarlas ni hacer la espera más placentera. La luz del pasillo es tan blanca y penetrante que no permite que cierres los ojos para no quedarte dormido. La sala de espera está situada en medio de dos pasillos donde estratégicamente se cruzan, citando a mi abuela: "donde el chiflón pega en la espalda". Sin lugar a duda fue diseñada por un doctor o arquitecto malvado que nunca ha tenido la necesidad de pasar una noche en un lugar así, pero esa sala de tortura es lo que nos queda a los familiares para esperar a que nuestro ser amado recupere el aliento de salud.

Ahí iba a dormir. Ya estaba viendo cuál era la silla que iba a escoger para sentarme, aunque fuera media hora, cuando llegó el doctor Héctor:

—¿Ya cenaste?

—Ya. Bueno, en realidad me comí dos Gansitos, pero no tengo hambre.

—Hay un Sanborns aquí en la esquina; voy a ir a comprar unas medicinas, ¿me acompañas?

Caminamos hasta el Sanborns sin hablar. Se había quitado la bata. Nos sentamos y rompí el silencio:

—Si fuera tu abuela y no tu paciente, ¿harías todo lo que sugieren de dejarla con una bolsa por fuera y operarla de nuevo?

Bajó la mirada y se quedó pensativo. Tomó aire y, con un movimiento de cabeza suave que negaba de un lado al otro, me dijo:

—No, Moniquita. Si fuera mi abuela la dejaría. Ruth es una mujer a la que le va a afectar tener una bolsa junto a ella. Es una mujer muy vanidosa. Ese procedimiento les da tiempo de vida, pero les quita la calidad. Además, psicológicamente, verse a sí misma con una bolsa conectada a su aparatado digestivo es terrible. La bolsa provoca muchas molestias, muchas complicaciones, sobre todo una esclavitud a los hospitales, a los doctores.

"Los dolores y el sangrado intenso que tu abuela presenta fueron debido a una fisura que tenía en el intestino y no lograron detectarla a tiempo, eso hizo que la fisura se intensificara. No cabe duda de que es una mujer de una sola pieza y tiene la fuerza de un caballo.

"Es sorprendente que haya podido aguantar esos dolores por tanto tiempo. El umbral a altos niveles no es tan bueno, ya que cuando dobla al paciente lo hace en etapas irreversibles. No dejo de darle el mérito a su fuerza.

Regresamos al planeta del dolor. Se puso la bata blanca y su expresión cambió: sus facciones se hicieron más serias.

—¿Puedes pasar a preguntar cómo está mi abuela?

—Sí, claro. Espérame aquí.

Se tardó treinta minutos. Para mí fueron eternos, de hecho ya me sentía molesta porque me hiciera esperar tanto tiempo. Comencé a fantasear con que al salir del hospital llevaría a mi abuela a ese Sanborns a desayunar antes de regresar a Cuernavaca; también fantaseé con que podíamos ir a comer a Las Mañanitas y disfrutar a la tía Kilith. Me senté en las sillas frías e incómodas y me levanté molesta, pensando que lo primero que haría en la mañana sería poner una queja con el director para invitarlo a pasar una noche ahí sentado para ver si no se le ocurre hacerlo un poco más agradable; pues que fuera un instituto subsidiado por el gobierno no lo obligaba a ser un infierno.

Cuando regresó el doctor me dijo:

—¿Sabes?, me sé una clave para llamar gratis a París.

—¿Qué? ¿De qué hablas? ¿Cómo está mi abuela?

—Mónica, ya eres toda una mujer. Te llaman en terapia intensiva. Voy a estar en mi cuarto, por si algo se te ofrece.

Caminé a través de un pasillo largo y frío, con miedo y con un sentimiento de terror a lo que me esperaba. Abrí la puerta de terapia intensiva. Justo frente a mí se encontraba una doctora con una mirada seria y un gesto incómodo.

Se quedó viendo fijamente hacia mis pestañas. Yo traté de buscar su mirada hasta que le fue imposible evitar mis ojos. Su fuerza se derrumbó frente a una niña de diecinueve años que se estaba convirtiendo en mujer a punto de recibir la noticia que toda la vida temió, la noticia de que se abuela se estaba muriendo. Con palabras suaves me preguntó quién estaba a cargo de la abuela.

Para disimular mi miedo forcé mi voz y fijé mi mirada en sus ojos, sin realmente mirarlos. Aprendí que si veía sus cejas o sus pestañas notaría que estaba haciendo lo mismo que ella, y le dije:

—Yo soy quien se queda a cargo de ella por esta noche.

Mi alma gritaba sin parar. Quería saber por qué me habían mandado a llamar, qué era lo que sucedía, pero mis oídos se negaban a escuchar.

Tuve el valor de preguntar:

—¿Amanecemos?

Un silencio nos invadió; ella no quería responder y sólo Dios sabe que yo no quería por nada del mundo escuchar lo que iba a decir.

La doctora no supo manejar su dolor y en ese momento se transformó en una de aquellas batas blancas robotizadas. Cambió su expresión, cambió su mirada, dejó de acompañarme en mi dolor; sus miedos la separaron y dijo:

—Ve a llamar a tu familia y ponte una bata para que puedas estar en terapia intensiva con ella. Efectivamente, no va a amanecer.

Si la doctora hubiera sido capaz de afrontar sus propios miedos, sus temores ante las pérdidas, ante la idea de su propia muerte, hubiera sido capaz de acompañarme. Sutil es el lenguaje de la caricia de una sola palabra para, en momentos de derrumbe, sentirnos acompañados.

¿Qué tanto sacrificaba? En lugar de decir "no va a amanecer", a "no, no vamos a amanecer". Creo yo que no sacrificaba tanto de lo que en ese momento pudo haber entregado. Me hubiera sentido acompañada, pedía a gritos que el miedo que tuve por diecinueve años fuera guiado.

La muerte me estaba arrebatando al amor más incondicional y más fuerte de mi existencia.

Pero la vida *per se* comenzaba a dar lecciones, a no temer al futuro. En pequeñas cantidades me fue mostrando que el mañana no nos pertenece; que perdemos el presente por estar enfocados en el pasado o en el futuro. Supe que la vida da sorpresas o acomoda las cosas.

Nunca me hubiera imaginado que iba a tener el valor de levantar el teléfono para ser yo la que diera la noticia de los últimos minutos de vida de mi abuela. Con amor le llamé primero a mi mamá; eran las 11:40 p. m. Le dije:

—Mami, las cosas se están complicando un poco.

Sin titubear dijo:

—Vamos para allá.

—Por favor, mami, vénganse con cuidado. Ahorita le llamo a mi abuelo y a los demás.

Llamé a los hermanos de mi mamá y al abuelo. Colgué. Sentí una vez más cómo las piernas se me doblaban; me enfrentaba al primer episodio donde el alma se desgarra; el pasillo se me hacía eterno, sentía que no llegaba, sentía que lo que me ataba al mundo se desprendía. Por primera vez sentía cómo duele el pecho, el alma; sabía que no somos cuerpo. El dolor era intenso y la sensación me asfixiaba. Lo que nos sostenía a mi mamá y a mí estaba por irse. Ahí comenzaron las preguntas de mi existencia, ahí comenzaron las preguntas sobre la vida, ahí descubrí el perfil de la muerte. Me sentía completamente perdida; no sabía que tenía el valor de enfrentar algo que toda mi vida temí.

Por diecinueve años negoció con la vida para tener tiempo de verme, de conocerme, de llevarme por el mundo. Ahora nos acercábamos al final y la vida había acomodado las cosas para que en sus últimas horas fuera completamente mía. Me pasé sin ponerme la bata que la doctora decía; entré a su cubículo, la vi acostada con un tubo en la boca y los ojos cerrados. Los monitores marcaban los ritmos de su corazón. Me acerqué y le dije al oído que ya había llegado la tía Kilith, que estaba en Cuernavaca.

Le tomé la mano y continué hablándole al oído; le contaba todo lo que me había pasado, el chisme que no se podía perder sobre lo que había sucedido con mis galanes, hasta que mi corazón encontró su ritmo con el del monitor y le dije lo afortunada que me sentía por haberla tenido como abuela. Le dije que me enseñó lo que significaba amar y que todas sus enseñanzas las llevaba conmigo, que la encontraría a través del tiempo, que tomaríamos un café en algún paisaje de nuestros sueños, que prometía casarme con aquel hombre que sabría que sería el indicado para mí, lo sabría —al verlo a los ojos encontraría ese mensaje, ella me lo haría sentir—; que con cada ola que la vida trajera me llegaría la brisa de su amor, que el sol que se asomara por mi ventana siempre sería ella tratando de asomarse a mi corazón, recordándome cuando estaba en el kínder, recordándome que hizo todo por que me sintiera amada, por que me sintiera segura; que cada lágrima que me recorriera tendría un aprendizaje. Le dije que sería mi estrella

77

favorita, que sería esa chispa que siempre llevaría encendida y que nunca estaría sola.

Le canté nuestro himno recordándole que gracias a que ella me había amado era hoy quien era, que me había enseñado a vivir la vida con pasión, que no me había echado a perder tanto consentimiento, y que algún día le devolvería al mundo tanto amor que sembró en mi alma.

Cuando el reloj marcaba las tres de la mañana sentí una presencia y el terror me invadió, pensando que les había llamado a las 11:40 p. m., y no podrían hacer tres horas de Cuernavaca a la entrada de México; seguro algo les había pasado en la carretera. Sentía una presencia junto a mí y pensé que me estaba volviendo loca. Me descubrí viendo a la nada pidiendo que por favor no se la llevara, que esperara hasta que mi mamá llegara.

Le supliqué a mi hada madrina que por diecinueve años todo lo hizo posible que no me fallara, que se esperara hasta que mi mamá estuviera ahí para llevársela. Prometía no pedir ni más juguetes, ni más permisos, ni más caprichos; ésa era mi última petición y la más importante: que en el momento que llegara mi mamá entonces yo dejaría ir a mi abuela.

Me había despedido; le canté al oído: era la única persona que decía que cantaba bien… Le volví a cantar y le dije que sería la única a quien le cantaría, que me esperara en el otro lado, que me iba a ser muy difícil aprender a caminar sin ella, pero que mi corazón encontraría el ritmo. Que la amaba con todo mi ser. En eso los aparatos comenzaron a sonar, un doctor se acercó y me dijo: "Te está respondiendo, es la forma que tiene de responder. Continúa hablándole".

Toda una vida vivimos aterrados de que su corazón se detuviera, y su corazón iba veloz con un vuelo que nada lo detenía. Su corazón era tan fuerte que por eso no se iba: la ironía de la vida. Aterradas a que se detuviera y su ritmo era inagotable; seguía y seguía con pasos gigantes, sin tropiezos, sin salirse de su ritmo.

Ése fue un aprendizaje: en el libro de la vida nada está escrito. Con cada amanecer la vida nos puede dar sorpresas; detrás de cada montaña siempre hay algo por descubrir.

Entró mi abuelo. La abrazó. Sentí alivio. No habían tenido un accidente, simplemente habían llegado casi cuatro horas tarde, cuatro horas que había sido completamente mía. Entraron Vainilla y Chocolate a despedirse; salí y vi a mi mamá que venía corriendo, interrumpí su paso y la agarré de la cintura para evitar que entrara.

—Mónica, déjame entrar.

Yo no quería que entrara porque sabía que cuando lo hiciera, mi abuela se iría. La agarré como cuando me le colgaba del pantalón para que no me dejara en la escuela. Me le colgué, pero se zafó y entró.

La abrazó, la tomó de los brazos y dijo:

—Mamá, aquí estoy en nombre de mis hijas Moniquita, Ruth y mío descansa en paz. Gracias por todo, mamá. Fuiste la mejor amiga, cómplice, abuela y, sobre todo, mamá.

Le dio un beso en la frente y su corazón se detuvo el 10 de agosto de 1997 a las 4:00 a. m.

"Todo lo que le pidas a tu hada, Moniquita, se hará realidad". Mi hada cumplió hasta el último segundo de su existencia.

Y llegó el amanecer y ella ya no estaba; se había ido. Amaneció el mundo sin ella. El sol seguía su ritmo y mi corazón estaba en pausa; ¿cómo iba a vivir sin ella?

Regresamos a Cuernavaca. En la carretera había paz; mi alma se sentía tranquila. Llegamos a la casa y por alguna extraña razón me tocó explicarle a Ruthita el proceso de la vida y la muerte. Me salió natural.

La llevé al jardín y le expliqué el jardín de la vida tomando una flor como símbolo de nuestra vida, arrancándole los pétalos como las etapas de nuestra existencia. Consolé el dolor de mi hermana y supe que hay dolores que duelen más que el nuestro.

La abuela decía que lo que quería era que la incineraran cuando muriera, junto con mis cartas y los dibujos de mi hermana. Toda la vida tuvo en una bolsa mis cartas junto a su cama; cada carta la metía ahí.

Fuimos a Gayosso y me enfrenté a un ataúd gris que hizo una herida en mi corazón, paralizó mis sentidos. ¡No podía creer que la persona que más amábamos estaba ahí adentro!

No tenía el valor para acercarme; me negaba a verla, me negaba a asomarme a lo más doloroso de mi vida.

Llegó mi tía Sandra Fanghanel, me tomó la mano y me dijo:

—Moniquita, tienes que ver lo hermosa que era. Tiene un rostro en paz y se fue con mucho amor.

Con pasos temerosos y los ojos cerrados, me acerqué; cuando me detuve ante el ataúd pude abrirlos. La vi por un cristal y vi su cuerpo. Comprendí que su alma estaba en otro lado; ahora la sentía conmigo, junto a mí. No estaba ahí.

En misa, con el cuerpo presente, rodeamos el ataúd agarrados de las manos, cantando el Padre Nuestro. Mi mamá quedó justo enfrente de mí. Estábamos cantándole a la muerte de alguien que a ambas nos había enseñado lo que era una familia, lo que era un hogar, una estabilidad, una protección.

Encontré todas mis respuestas en la mirada de mi mamá y supe que mientras tuviera esa mirada, mi piel seguiría sintiendo esa brisa de frescura llamada vida.

6

Doscientos once

Mónica se arregló como si fuera a su primera cita con aquel galán que sería su verdadero amante de por vida, con aquel que entraría profundamente a su cuerpo, con aquel que haría que se alejara por completo de todos los demás; aquel por quien haría cada célula de su cuerpo exclusiva para él. Llegó a su primera quimioterapia, la primera de doscientas once.

Con actitud encantadora, como solía hacer todas las cosas en su vida, llegó al consultorio de la doctora Raquel Gerson. Saludó a los médicos, a las enfermeras y con una mirada de aceptación tomó asiento y agradeció tener la oportunidad de comenzar la lucha contra su cáncer.

El miedo se disfraza de amabilidad y la sonrisa se vuelve una expresión fija, una expresión que quiere esconder el nervio y el temor al momento que está por llegar. La sonrisa fija no es fingida, sin embargo, pretende ayudar al ser que amamos, queriendo transmitirle que no pasa nada, que todo está bajo control, que todo va a salir bien. La sonrisa también pretende marcar lazos con aquellos que van a ayudarla a luchar contra esa terrible enfermedad. Pretende agradar a las enfermeras para que éstas a su vez sean lindas y ayuden a que el tratamiento sea mejor. La realidad es que la vulnerabilidad se manifiesta ante todo: ante la enfermedad, ante el médico, ante el tratamiento.

La primera batalla de Mónica comenzó cuando le pusieron su primera quimioterapia por el brazo. A pesar de su miedo, no dejó de sonreír y de aparentar que estaba en calma, que estaba tranquila. El tratamiento inicial fue Navelbine, Herceptin y Zometa. A los quince minutos de que la solución pasó con lentitud por la vena, comenzó a temblar. Quiso, voluntariamente, controlar su temblor y, para no asustarme, nos encontrábamos a su lado mi esposo Clemente y mi tío Roberto (Chocolate).

Su temblor comenzó a hacerse cada vez mayor y la sonrisa se desvaneció. Con miedo me dijo:

—Estoy bien, Moniquita. Nada más que no sé qué me pasa.

Mi sonrisa se perdió y en ese momento supe que la vida me estaba enseñando que tenía que aprender a sonreír en momentos donde lo que más quería era gritar y llorar. Me le fui encima, la abracé con toda mi fuerza y aprendí desde la primera batalla que aunque me estuviera desgarrando por dentro, iba a sonreír y a fingir que no tenía miedo, que todo estaba bien.

La enfermera entró y aplicó más cortisona, dio una explicación vaga de que la mayoría de los pacientes las primeras veces tiembla, pero que poco a poco se iba a pasar, y sin decir más se dio la media vuelta y se marchó.

No era mi primer contacto con enfermeras, estaba el recuerdo del internamiento hospitalario de mi abuela. Aunque las experiencias que tenía de ellas no eran agradables, en esos momentos sabía que mi mamá estaba en manos de ellas y no quedaba otra opción más que agachar la cabeza y con voz suave dar las gracias, cuando en realidad lo que me hubiera encantado decirle era: "A ver, señorita, si sabe que más del noventa por ciento de los pacientes presentan temblor, hubiera sido un gesto amable de su parte decir: 'Ante la aplicación de la quimioterapia, puede presentarse un temblor que no va a poder controlar. En caso de que esto pase, me pueden llamar y le aplicaré un medicamento intravenoso, con eso se le va a ir quitando el temblor lentamente hasta desaparecer por completo." Hubiera sido una forma amable de pensar en el otro, hacer su trabajo con calidad humana; de esa forma nos hubiera evitado un momento terrible: pensar que desde que comienza la primera batalla, uno se siente derrotado.

Pero la realidad es diferente. Las enfermeras no hacen esto; el familiar del paciente tiene que tomar las riendas sin pedirlo, y sin quererlo aprende sobre la marcha las sorpresas que se le van presentando en el camino.

Esa noche Mónica regresó a su casa cansada, más por el estrés que había vivido que por las reacciones de la quimioterapia. Los efectos secundarios comenzaron a tener efecto a las cuarenta y ocho horas de haber aplicado el medicamento. Comenzaron las miles de sorpresas en el camino, pues pareciera que los médicos oncólogos no anticipan o no consideran importante advertir sobre los posibles efectos secundarios para que el paciente no se sugestione.

Unos cuantos días después de su primera batalla, Mónica fue sometida a una cirugía para la aplicación del Port-a-Cath, que significa catéter con un puerto. El puerto es una cámara o un compartimento que tiene una cubierta de silicón que está conectada directamente al catéter que se coloca por debajo de la piel. Justamente la cubierta del silicón queda de tal forma que con una aguja se puede perforar la piel y la cubierta de silicón, así se puede inyectar cualquier sustancia en forma líquida al interior de ese dispositivo, el cual está conectado a un catéter que a través de la vena subclavia se introduce directamente a la aurícula o atrio derecho del corazón. Con esto se pueden inyectar sustancias en grandes cantidades que suelen ser irritantes a las venas. Cuando éstas se inyectan a través de una vena periférica pueden producir dolor y provocar una flebitis o inflamación de la vena, lo cual a su vez podría provocar que la vena se colapse o se forme un coágulo adentro de la misma.

Era una cirugía necesaria para evitar complicaciones; así comenzó la primera de muchas. Llegamos al hospital con miedo, sin saber qué objeto extraño introducirían en su cuerpo y cómo éste, a su vez, lo aceptaría. Sin duda se escuchaba a voces que estábamos con el mejor cirujano oncólogo reconocido mundialmente.

Se realizó la cirugía, esperamos a que el doctor llegara, pero nunca subió. Ésa fue la primera introducción con los cirujanos oncólogos. El doctor no tenía tiempo de hacer visitas a sus pacientes postoperados; para ello o estaban los residentes a cargo, o estaba una hija furiosa mandando mensajes constantes para que el doctor se dignara a tomar la llamada.

Tuvo una complicación: no sabíamos que era alérgica al micropore. En las zonas donde había sido colocado este material que se usa para pegar las gasas, su cuerpo tuvo una reacción severa; se inflamó por completo, no se lograba distinguir la nariz del resto de la cara, pues desde el cuello estaba completamente hinchada. La escena era monstruosa. El famoso doctor seguía sin comunicarse, hasta que se agotaron todas las posibilidades y mi marido sugirió ir con una dermatóloga de otro hospital.

Llegamos al otro centro médico y al bajar del coche la gente veía a Mónica con cara de repulsión, se hacían a un lado. Era impactante verla con la cara completamente hinchada; los ojos se habían escondido y el color era rojo, parecía que la habían golpeado o se había quemado. En el instante en que la dermatóloga la vio supo que era una reacción alérgica al micropore. Gracias a ese episodio descubrimos que la quimioterapia altera el pH de la piel y ésta se vuelve mucho más sensible; esto posibilita reacciones alérgicas a cremas convencionales o incluso a perfumes que las pacientes estaban acostumbradas a usar diariamente.

La doctora le recetó unas cremas a Mónica y las molestias fueron bajando poco a poco. El doctor seguía sin comunicarse. Al razonar las cosas y pese a estar en manos de los doctores tratamos de seguir aprendiendo a sobrellevar este tipo de situaciones y a no decirles nada. Comienza una sumisión patética ante el médico. Nuestros mecanismos de defensa se activan diciendo: "Bueno, no tenía nada que ver con la cirugía, lo bueno es que lo pudimos solucionar". Se justifican los errores por miedo, por no querer perder contacto con aquel que tiene el control de la situación. Se empieza una dinámica de juzgar al equipo médico y dejar de cuestionar lo que el doctor dice. Comienza un diálogo interno, interminable y sin opción.

Por los pasillos del hospital se escuchaban historias sobre el cirujano oncólogo, decían que si después de la cirugía los pacientes lo volvían a ver era porque los tenía que operar de nuevo. Entonces todos los familiares y los pacientes ya se quedaban contentos de no ver al doctor.

Pasó la alergia de la cara y a las cuarenta y ocho horas los síntomas de la quimioterapia se presentaron, como en aquel escenario de una película de suspenso en el que sabes que algo va a pasar, pero todavía no pasa, y ese suspenso incómodo se mantiene hasta que los síntomas llegan sin titubear, sin compasión, sin avisar. El mareo fue el primero en visitar a Mónica; el vómito llegó sin darle ni siquiera lugar a una mínima náusea. Empezó la guerra, aquella que se pelea al mismo tiempo de los dos lados.

La quimioterapia atacaba las células cancerosas pero también dañaba las células sanas; los medicamentos provocaban esos síntomas, el cuerpo se defendía y necesitaba otros medicamentos para contrarrestar el daño de los primeros que supuestamente la estaba curando. ¡Era inentendible! No era el cáncer lo que le provocaba esos malestares, era el medicamento que supuestamente estaba curando a su cuerpo el que hacía que se sintiera que se moría día a día, mientras que los síntomas permanecían. Entonces comenzaba la batalla, ahora en contra de las reacciones secundarias de la quimioterapia. Pero, a su vez, éstas también provocan reacciones secundarias.

Es una guerra que te toma por sorpresa, nuestro aliado se convierte en el peor enemigo a las cuarenta y ocho horas y se tiene que aprender a vivir semana a semana con esto. A la novena quimioterapia que se aplicaba semanalmente, mi mamá se quedó en mi casa.

—Mamá, ¿dónde estás?

—Aquí estoy, espera, no vengas…

—¿Cómo?

Encendí la luz y la encontré en el pasillo arrastrándose hacia el baño.

Sólo Dios sabe cómo ese momento marcó mi vida.

—¿Qué haces, mamá?

—No pasa nada, Mokanita preciosa, quiero ir al baño.

—¿Y por qué diablos no caminas? ¿Por qué te arrastras? ¿Qué te duele?

—No lo sé pero tengo un dolor muy intenso en las piernas y no puedo moverlas. Pero ya se me está pasando.

Traté de levantarla y con la adrenalina que mi cuerpo sentía pude medio cargarla hasta regresarla a la cama. Lo primero que pasaba por mi mente era que el cáncer había invadido los huesos y por eso no podía caminar.

Ella pensaba lo mismo y, sin embargo, por protegernos una a la otra, permanecimos en silencio, ese silencio incómodo, ese silencio que asfixia, ese silencio que dice todo. La abracé, me abrazó y le hice un masaje en las piernas hasta que se quedó dormida.

Lo único que venía a mi mente era rezar y rezar para que se le quitara el dolor, para que se me quitara el miedo, para seguir teniendo la fuerza para seguir apoyándola, para no derrumbarme.

Días antes había comprado todos los libros relacionados con el cáncer; entre ellos se encontraba uno que se llamaba *La marihuana de mamá*, de Dan Shapiro. Al leerlo parecía que Dios no se había olvidado de mí. En una de sus páginas explicaba los efectos secundarios del Neupogen; ahí estaba la respuesta a mi pregunta, ahí estaba la respuesta que sus doctores no nos supieron dar, ahí estaba la causa de por qué no podía caminar. Corrí, me invadía una alegría, supe que también en momentos de enfermedades como éstas se puede llegar a ser muy feliz por instantes. Verifiqué el nombre del medicamento con el del libro y era el mismo.

Corrí hacia ella con el medicamento en la mano y le dije: "Escucha esto..." Al oírlo su rostro se iluminó y fue ahí donde se mostró completamente transparente. Me confesó el miedo que sentía y el temor que vivía al arrastrarse hasta el baño. Fue ahí donde logró soltar su miedo y confesar que estaba aterrada.

No solamente eso, en ese momento descubrimos juntas que le llevábamos ganada una batalla al cáncer. En medio de la pelea a la novena quimioterapia, con todos sus efectos desastrosos, aprendimos a ser felices.

7

Un ala

A los veintitrés años Mónica se sentía orgullosa de tener libertad, una hija y un mundo por conquistar. Una historia nueva de amor llegó a su puerta; éste era un joven que hacía que la hermosura de su exmarido quedara ensombrecida.

Cuando llegaba a casa de los abuelos a visitarla se referían a él como "Pepe, el guapo". Su mirada era intensa, sus ojos prometían un paraíso de sinceridad, hablaban de justicia, de un cambio, de un mañana. Mónica decía que esos ojos eran del color de un charco que se forma en un jardín. Al escucharla, él reía mostrando una dentadura perfecta que la cubrían unos labios carnosos; éstos, a su vez, se cubrían con una barba desaliñada y cerrada. Lo que lo hacía diferente además de su belleza era la conciencia hacia el otro; esto hacía de él un hombre fuera de lo común. Se llamaba a sí mismo "ciudadano del mundo" y decía que todos éramos hermanos.

Mi mamá se sentía cautivada, los ojos de color agua puerca y el marco de sus cejas la hacían volar. Ella vivía un mundo de *socialité* y glamur que él no compartía, sin embargo, la respetaba y entendía que ella había nacido en ese mundo que roba los reflectores externos y deja en sombras lo interno. Pero Pepe sabía que tarde o temprano, el temperamento la haría, con sutileza, salir a tomar aire y purificarse de todo lo material y social en lo cual se encontraba inmersa.

Ambos se atraían. Ella vivía el mundo del *Rolex* y el esnob de la sociedad, y él simplemente lograba ver ese espíritu fresco lleno de vida, de pasión, de intensidad. Eso lo cautivaba. Ese espíritu que con el tiempo fue mostrando sus destellos y comenzó a brillar más que su *Rolex*.

Su amor era a distancia; él la visitaba con frecuencia, aunque se iba por largos periodos a Guatemala y a la Selva Lacandona; ahí estaba su trabajo. Decía que tenía un trabajo social y de ayuda a las comunidades marginadas. Tenía unos ideales firmes que mi mamá no compartía, pero el amor hace que hasta los ideales puedan ser flexibles.

Por amor a ella, él compartió a ratos el mundo del *Rolex* que lo asfixiaba; ella aprendió que había varios "Méxicos". Jamás él impuso su visión, sólo compartió lo que invadía sus pensamientos de aquellas noches de angustia que hacía que fueran eternas.

Ambos buscaban la oportunidad de viajar juntos: él era el guía y la ruta era el camino que las estrellas marcaban. Cuando Pepe se sumergía en el mundo alejado del *Rolex*, perdía todo contacto con mi mamá. Ella lo extrañaba profundamente pero sabía que no era un amor que debía retenerse. Bien lo decía él, con una sonrisa extraordinaria y sus dientes perfectos:

—Te quiero y por eso no te robaría de tu mundo —y reía.

En efecto, nunca la alejó de su mundo, pero cuando estaban juntos le demostraba que su mundo era ella. Cuando él partía a esos extraños lugares, no tenían comunicación. Pepe fue un maestro de vida para su espíritu, para saber soltar las ataduras, cualquier tipo de miedo que le hiciera afianzar con un papel, una marca, una propiedad.

Aquel guapo ciudadano del mundo llegó para demostrarle que aún en la inmensidad de tantos colores, de tantos pensamientos, de tantos ideales, de tantas formas, de tantas filosofías, el amor tiene el mismo color. Sólo se presentaba en la vida de mi mamá y la quería a pesar de todo ese mundo que chocaba con sus ideales, la quería porque sabía que a pesar de ese mundo del *Rolex* una mujer íntegra estaba frente a él.

Un día, a mi mamá le llamó mucho la atención recibir una carta de Pepe desde Nueva York, que decía…

Lobita, ¡buenas tardes!
Espero que esta carta te encuentre con muchísimo ánimo y cariño, como yo me encuentro en este preciso momento, por (finalmente) poder compartir contigo este espacio. ¿Cómo te

encuentras? ¿Cómo se encuentra tu mundo? Aquel mundo lle-
no de Rolex dentro de un mundo muy particular, lleno de mis-
terio, contradicciones, inquietudes, anhelos, ilusiones y una
fuente enorme de energía. Sí, estoy precisamente hablando de
ti (mi Mónica), de un ser con posibilidades de tomar el desti-
no con una mano y con la otra conquistar el temor que siem-
pre se encuentra cuando se decide por un nuevo rumbo.

Las últimas semanas han sido una especie de sueño su-
rrealista donde muchas veces la realidad se mezcla y hasta
se pierde en las tinieblas de nuestro ser. Sin embargo, el pri-
mer capítulo está a punto de finalizar. Mi padre se encuentra
hoy en camino de recuperación después de haber perdido "un
ala", palabras textualmente de sus labios. Le quitaron un pul-
món, ahora nada más nos queda esperar la cita del 10 de abril
(nuevamente aquí en Nueva York), para saber dónde, cuándo
y cómo serán los tratamientos de radiación.

Así que tengo que esperar para poder comenzar a formu-
lar planes, ya que tú te encuentras en cada uno de ellos.

En las horas de tristeza cuando mi horizonte parece gris,
cuando mi alma se llena de dudas, recordarte un instante
es como un refrescar al alma, desnudándola de inquietudes.

Para ti, mi Rolex!

El lobo Pepe

Pepe, el guapo, llegó a conquistar el corazón inquieto de mi
mamá; se encontraba lleno de ilusiones, de energía y, sobre todo,
de contradicciones por pertenecer a una sociedad en la cual ella
sentía que sus reglas morales eran como tener una piedrita en el
zapato. Esas reglas sociales que se rigen por el comportamiento
de las familias de una pequeña burguesía hacían que fueran soportables, pero a su vez molestas. Tenerlo a él en su vida era para
ella como salir y sentir la brisa de otros mares completamente
alejados de la pequeña sociedad que tanta molestia le daba.

Le enseñó a despedirse con amor; sus despedidas parecían
las definitivas. Aunque el amor perdurara, la amistad y la complicidad los llevaron a aterrizar en sus destinos sin obstáculos. Él trató de completar su camino y ella, totalmente alejada
de éste, hizo su vida.

Recuerdo que la mañana de un domingo de 1995, mi mamá descubrió lo que Pepe hacía o por qué se alejaba de ese mundo del *Rolex*. De pronto, brincaba sin parar, y riendo a carcajadas sostenía un periódico entre las manos y dando saltos como niña chiquita decía a gritos: "Lo sabía, lo sabía, lo sabía, ¡ya te caché!"; le hablaba al papel que sostenía entre sus manos y le decía: "Ojitos color agua sucia, encontré tu jardín".

La amistad perduró y mi mamá comprendió muchas cosas que por años se había preguntado. Él se convirtió en persona de apoyo del cáncer de su padre y esa carta escrita veintitrés años atrás desde Nueva York sirvió para que un día Mónica, mi mamá, sentada junto a la ventana de su actual departamento, se encontrara leyéndola de nuevo y retomara esa fuerza para seguir conquistando su destino, un destino que ahora a ella la hacía víctima, a sus cincuenta y dos años, de la misma enfermedad que la del padre de Pepe: cáncer.

Ahí estaba sentada junto a la ventana de mi nuevo departamento, leyendo una carta que hace veintitrés años no leía, una carta que en ese entonces lo único que generó en mí fue unas ganas inmensas de decirle a Pepe que no se preocupara, que todo iba a estar bien.

Hoy, veintitrés años después, esa carta me dibujó el panorama de esa fuerza que algún día despedí: el poder seguir desnudando mi alma ante la vida sin ataduras, sin ciclos, sin pretensiones, sin una mañana garantizada, sin una respuesta a lo que pasaba en el interior de mi cuerpo, de poder sacar fuerza y decirles a mis hijas que siempre luchen por lo que quieran sin temor a perder, sin temor a reprobar, sin temor a equivocarse.

En ese entonces mi cuerpo y mi sonrisa brillaban como aquel mundo del Rolex que tanto gozaba, porque sí, sí lo gocé, lo disfrute, le saqué provecho, pero aprendí que cuando el alma brilla más que un Rolex entonces sientes que en efecto conquistas al destino con la palma de tu mano. ¡A brillar!

Mónica mamá

El sol, junto con la felicidad, se reflejaba en la piel bronceada de mi mamá. El tono dorado no disimulaba la semana que había estado ausente de Cuernavaca. Regresábamos de estar con los abuelos en Hawái. La abuela decidió ir a desayunar a Sumiya, un club donde los colores de las buganvilias se acentúan al estilo japonés con unos jardines artísticos. Mi protagonismo nace de aquellos fines de semana donde obtenía aplausos por hacer malas piruetas que me llevaban a caer al agua. Mientras constantemente les decía que me vieran girar, mi mamá y la abuela se actualizaban de los últimos chismes, ya que en siete días de ausencia en los pueblos como Cuernavaca pasaban historias que tenían que ser contadas. El chisme era uno de los atractivos más fuertes.

La perfección del clima y los colores interminables de aquellos jardines con el cielo completamente azul remarcaba aún más la salud y energía de Mónica. De pronto llegaron unos muchachos que, por razones obvias, se sabía que no eran del pueblo. Nunca antes los habían visto y el color pálido de su piel delataba que venían de la ciudad.

Entre ellos había un joven alto con una mirada que reflejaba poder, seguridad y futuro. Mi mamá cuenta que, antes de fijarse en esa mirada, su atención se la robaron las piernas de aquel muchacho deportista. Ella abusaba de su exagerada autoestima y sabía que con una sola mirada y una sonrisa tierna con la cabeza hacia un lado y con esa manera chistosa y un poco coqueta de acomodar la lengua entre los dientes al sonreír lo iba a cautivar. Él le dejó su tarjeta viéndola a los ojos, y con una sonrisa sellaron una gran historia.

Unos cuantos días pasaron y mi mamá no olvidaba esas piernas. Recordaba el momento y era inevitable que la misma sonrisa coqueta se le dibujara en el rostro, arqueando la ceja, teniendo un diálogo interno, era como si en el fondo supiera que lo que venía con él iba a ser inolvidable, único e interminable.

Él se acababa de divorciar y ella llevaba cuatro años divorciada del de la nariz bonita. Con un plan de travesura, como solía hacer sus planes y divertirse al reconstruirlos, pensó que a esas piernas musculosas y torneadas les faltaba sol en exceso. Entonces le llamó por teléfono y la historia comenzó…

Para sorpresa de Mónica, aquel muchacho de las piernas bonitas no era el filósofo, sociólogo, ciudadano del mundo, misterioso, con un ángel que se escondía. Ni el exesposo hermoso de la nariz bonita, sino un gran político y próximo funcionario del país.

JJ, cómo ella le llamaba, vivía solo en la Ciudad de México, cerca de casa de sus padres. Él constantemente iba con amigos a Cuernavaca y la veía los fines de semana, ya que entre semana estaba muy ocupado y las actividades de la política cada día le exigían más y más; pero aun así buscaban sus tiempos. Mi mamá comenzó a entrar a un mundo donde ya no le hablaban de Sócrates, ni de las comunidades indígenas, ni de las minorías, ni de un cielo que se puede leer en la noche, ni le decían que el lenguaje de la verdad sólo viene del corazón. Ya no le hacían comentarios chistosos sobre su mundo de *Rolex*. A él no le molestaba esto, le era completamente indiferente, ya que él era feliz con su reloj para hacer ejercicio. Ahora compartían pláticas interminables de ética, sociedad, política y deporte, sobre todo el tenis —que era la pasión y el complemento de los dos—; ambos amaban el deporte y ahora les era más atractivo, ya que era algo en común.

JJ le decía constantemente que le tenía que decir algo, un gran secreto, pero que ya encontraría el momento y la forma para decirlo sin que ella se asustara o se lo tomara a broma.

Regularmente visitaban mucho la casa de un político que vivía en Cuernavaca y ahí pasaban los fines de semana practicando su deporte favorito. La mayoría del tiempo salían a correr y nadaban. También aprovechaban para que se broncearan aquellas piernas terriblemente blancas.

Un sábado, después de la comida y una sobremesa larga, JJ la llevó cerca de la alberca y alejados de sus amigos la abrazó y le susurró al oído que estaba por confesarle algo que ya era momento que ella supiera.

—Mónica, hoy será la última vez que vas a estar conmigo.

—¿De qué hablas, JJ?

—A JJ lo seguirás viendo, pero a mí ya no me veras más. Yo sé que te va a ser difícil comprenderlo, pero éste es el secreto que por muchos fines de semana te tenía que decir. No veía el momento para poder expresártelo, pero entré a su cuerpo para prepararlo y ya lo está; ahora me toca ir a preparar a alguien más. La próxima vez que lo veas será JJ físicamente pero no estaré yo. Sé que suena algo ilógico pero tú estarás en su futuro, estarás en sus éxitos como también compartirás sus errores.

—Lo único que puedo saber es que bebiste más de la cuenta y que por más fuerte que estés no resistes esas cantidades.

—Mónica, lo que te estoy diciendo es real.

—Déjame entenderte, JJ, ¿me estás diciendo que eres de otro planeta? ¿O que eres un espíritu y te metes en el cuerpo de las personas para usarlas, bueno, perdón, prepararlas, enamorarlas y luego te vas?

"Es más, creo que es la forma más audaz de terminar con alguien. Se puede escuchar hasta tierno y un tanto romántico pero preferiría que hubieras elegido decirme tu secreto en estado de sobriedad, porque lo único que me hace pensar es que eres un deportista que realmente no toleras los efectos del alcohol.

—No, Mónica, no lo vas a entender, pero él ya está listo para despegar.

—JJ, me estás asustando y prefiero dejar aquí tu secreto, que bastante incómoda me tiene. ¡A dormir, que ya es tarde!

Con asombro y enojo lo llevó a que se acostara. Le era difícil acomodarlo en la cama, ya que al sólo acostarse dormía profundamente.

Ella lo observaba dormido y se preguntaba quizá si podía existir la posibilidad de que "alguien" entrara a nuestro cuerpo para cumplir ciertas misiones y después abandonara el mismo. Finalmente él no era un hombre místico ni espiritual, pero sí era un hombre con una ética y un futuro prometedor.

Prefirió ocupar su insomnio leyendo aquel diario en el que acostumbraba escribir sus experiencias más significativas en forma de cuento; ésa era la manera en que solía recordar los momentos de su vida. Terminó de escribir aquel cuento que la trasportó a un viaje que tuvieron en la playa y escribió:

Puedo decir que aquel muchacho de las piernas preciosas, aquel que no tenía una religión y que gozaba de una extraordinaria conciencia fue mi cómplice, mi espejo durante toda mi vida.

Aquel que parecía imposible encontrar en un lugar con cien mil personas supo mis alegrías y mis miedos. Siempre me mostré clara y transparente siempre se mostró con ese encanto, con esa magia que dentro de todos aquellos que nos rodearon fue sellada con un amor incondicional. Me enseñó los límites de mi pasión como también me enseñó la ética que pocos seres humanos estando en las esferas del poder pueden manejar. Aquel del que tanto escuché hablar en la radio, en la tele, en los restaurantes, siempre manejó una conciencia impecable. Aquel que hoy estando yo enferma se aterra ante la pérdida y se esconde del sufrimiento humano, no por malo sino porque no sabe cómo manejarlo, no sabe cómo enfrentarse ante la enfermedad; en su momento supo hacer lo mejor que tenía en sus manos por tener un país mejor, por sacar adelante un México limpio y respetable, pero entiendo sus miedos y te doy las gracias, JJ, por haber sido mi fiel compañero en este maravilloso viaje que llamamos, ¡¡vida!!

Mónica mamá

Mónica aprendió que la vida la había premiado al ser una mujer con la fortuna de compartir espacios con dos maravillosos hombres; que por lo que representaban, ninguno podía permanecer junto a ella para llegar a realizar sus sueños. Ambos tenían alas, ambos volaban alto, pero en sus vuelos no tenían los mismos ideales; sin embargo, compartían la misma sed de hacer algo por México.

El saber, años más tarde, que Pepe no era un hombre casado o que hacía cosas turbias le daba una alegría incontenible. Le alegraba saber que había descubierto a su maestro de vida y lo admiraba por su lucha invencible, por su fuerza, por perseguir sus ideales, sobre todo lo amaba por saber el esfuerzo que había hecho por encajar en el mundo del *Rolex.*

Ahora sí lo entendía, pero es cierto que cuando las palabras ya están sembradas en el corazón ya no es necesario pronunciarlas, simplemente están. Lo recordaría, lo amaría de por vida. Guardaba un secreto. Jamás reveló su identidad. Le tenía un profundo respeto y lealtad a JJ. Él era más tangible, más cercano, más presente, menos místico y mucho más cotidiano.

Pepe, el Lobo, siguió su camino amándola a su manera, de lejos; con misticismo, con magia, le llamaba para ver cómo se encontraba. Hablaba con mi hermana preguntándole cuáles eran sus colores favoritos, qué la hacía feliz, cuáles eran sus miedos, cuáles eran sus sueños; mandaba postales sin remitente, ya que era ciudadano del mundo, pero, sobre todo, era ciudadano del corazón de mi mamá.

Tuvo un fin mágico al sacar esa carta escrita veintitrés años después recordándole que, en efecto, podía conquistar su destino con una mano y, de ese modo, reconquistó su enfermedad, y en esa ventana sonrió a lo que estaba por llegar.

8

¿Y MI ALMA ?... ESPERANDO

Se acercaban los cincuenta años de mi mamá, tenía que ser un cumpleaños especial. Queríamos hacer una comida grande y celebrar que había vida, celebrar que había llegado a la mitad de un siglo, siendo madre y ahora, abuela. Como ella decía: se encontraba en el postre de la vida. Mi hija Mónica la había hecho sentir que pudo llegar al platillo más esperado de la existencia humana.

Recuerdo que el miedo me abrazó de tal forma cuando supe que mi mamá tenía cáncer. Le pedí a Clemente, mi esposo, que modificáramos nuestros planes de paternidad. Llevábamos ocho meses de casados y queríamos esperar para tener bebés, no había prisa. Pero la vida tenía otros planes. Yo necesitaba sentirme afianzada al mundo, y necesitaba darle a ella un motivo enorme de vida. Ya tenía dos por los cuales luchar: mi hermana y yo, pero un nieto le daría esa esperanza que algún momento de mi historia yo había vivido con mi abuela.

Busqué desesperadamente embarazarme; si no me cuidaba, veía imposible quedar a la primera. Pero los meses pasaron y no ocurría nada. No había razón por la cual no lograrlo. Ambos estábamos sanos y nos encontrábamos en óptimas condiciones. Clemente no negaba su profesión médica y me decía que hasta que yo no me relajara y no estuviera tan ansiosa no lo iba a conseguir. Yo pensaba que con el simple hecho de desearlo tanto podría lograr el sueño de mi vida; subía las piernas a la pared, concentrada con todos mis sentidos; lo dibujaba en mi cabeza, imaginaba que lo guiaba con la mente y el corazón hasta el óvulo, pero pasaban los meses y no llegaba.

En un viaje a Houston, en una de las consultas con el doctor Campos, llevamos el PET scan de mi mamá. Esperábamos a que nos dijeran ahora qué nuevo tratamiento iba a llevar. Fue la única consulta de todos los años donde el diagnóstico fue completamente inesperado: ¡estaba en remisión! Esto quería decir que no había actividad de células cancerosas. La quimioterapia estaba funcionando. No había mejor noticia que ésa. Es impresionante, pero también hasta para las buenas noticias se tiene que estar preparado.

Salimos a festejar. Los ojos de mi mamá se llenaron de lágrimas y ahí pude ver el miedo que tenía. Ahí descubrí cuánto dolor le implicaba estar enferma, cuánto dolor le provocaba hacernos pasar por todo eso. Me besó en la frente y me pidió perdón:

—Perdóname, Mokanita, por robarte tus meses de recién casada. Perdóname por tenerte esclavizada a los hospitales.

—Mamá, ¡ya no hay cáncer! Hoy no hay, eso es lo único que importa y vamos a celebrarlo.

Esa noche comprendí el miedo que tenía mi cuerpo; esa noche comprendí que había una necesidad urgente por apoyar a la persona que se hace cargo del ser amado. Esa noche también supe que tenía que hacer una guía para todos aquellos que no contábamos con un diagnóstico, por los que no teníamos ningún pronóstico. Esa noche supe que, como psicóloga, tenía una responsabilidad social y tenía que dar —con amor— una guía para acompañar a quien acompaña. Ese día de remisión mi llanto fue de alivio a tanto dolor acumulado. De mi llanto de conciencia a esa vivencia tan solitaria, nació en idea esa asignatura pendiente que la vida me había impuesto. También esa noche el miedo abandonó mi cuerpo y se fecundó sin necesidad de guiar con todos mis sentidos esa razón maravillosa que me afianzaba con la vida.

Ahora venían las quimios para mantenerla en remisión. Estaba mi mamá conectada desde su catéter a la nueva quimioterapia. Llegué al hospital por mi cuenta, le enseñé un reloj que Clemente me había regalado y, junto con éste, una carta que decía:

Este reloj marca el tiempo para que, de hoy en adelante, sólo lleguen noticias lindas. Me encantaría encapsular en el tiempo todo el sufrimiento por el cual has pasado. Te amo.

Clemente

También, junto con la carta y el reloj, le entregué un tubito que marcaba en una ventana dos rayitas color rosa. Me dijo:

—¿Y esto qué es?

Iba a quitarle la tapita y le dije:

—No la quites, es pipí.

—¿Pipí? ¿Por?

—Porque ahí hice pipí…

—¿Voy a ser abuela?

No le había dicho *sí*, cuando se levantó de un brinco del sillón, agarró con la mano derecha el suero y comenzó a dar vueltas con saltitos en la sala de quimioterapia mientras gritaba: "¡Voy a ser abuela!"

Tere, la enfermera, le decía:

—Señora Salmón, cuidado con el catéter… Señora Salmón…

Los pacientes de los otros cubículos empezaron a aplaudir y así fue como en un lugar donde la vida se veía amenazada, se escuchaban gritos de felicidad por el anuncio de una vida por llegar.

Los efectos de esa noticia hacían que mi mamá imaginara la vida que estaba en mi vientre. Sus oraciones fueron por el bebé que venía en camino; los efectos secundarios comenzaron a ser más soportables; había recibido, junto a esa quimioterapia, una inyección de vida. Lo reflejaba en su sonrisa, en su piel, en sus noticias decía: "Sí, sí tengo cáncer, pero voy a ser abuela".

El cáncer había sido desplazado de nuestro vocabulario y ahora venían libros, historias de embarazo. ¿Qué esperar cuando estás esperando? ¿Qué comer cuando estás embarazada? Nos invadió de felicidad, de recibir abrazos de esperanza y consultas emocionantes.

Íbamos al oncólogo, pero salíamos corriendo a otro hospital para ver al ginecólogo. Curiosamente decidimos que no

99

fuera el mismo hospital para que de ese modo pudiéramos al menos salir de ese edificio. Durante el primer ultrasonido donde pudimos escuchar el corazón del bebé mi mamá dijo:

—Estoy escuchando el canto de Dios. Sí, Moniquita, Dios también canta.

Ahí me reconcilié con Dios, con la vida, con la naturaleza, con mi cuerpo. También ahí me reconcilié con su enfermedad y supe que nunca me iba a dar por vencida, pues ahora contaba con dos corazones que me hacían amarla doblemente. Comenzaron los mareos. Todo lo que comía no podía retenerlo y la hormona del embarazo, la "gonadotropina corionica humana", me hacía tener náuseas todo el día.

Decidimos meternos a una maestría sobre existencialismo. Íbamos a tomar clases juntas y era un regalo de la vida poder leer para nuestras clases en la quimioterapia y salir corriendo para ver el ultrasonido. Eran momentos de una felicidad inmensa. Era sumamente feliz porque aprendimos a vivir una vida rodeadas de luz, de sueños, de esperanza, de felicidad en exceso.

Regresando de la quimioterapia, íbamos tarde para el ultrasonido. Al bajarme del auto comencé a vomitar, ella trató de acercarse, pero antes de llegar a mí la náusea la venció.

Ahí estábamos las dos, junto al coche, vomitando. Llegó el guardia y no sabía hacia quién dirigirse. Ella le dijo que me ayudara a mí, pero cuando llegó conmigo le dije:

—No, ¡yo no! Ella, ayúdale a ella, tiene cáncer.

Cuando el policía, desesperado, se dio la vuelta para llegar a ella y levantarla, ella dijo:

—No, a mí no, a ella... ella es... mi hija...

Ese día comprendí que el amor verdadero, el amor incondicional, es el que tenemos por los hijos. Ese día supe que no había ni vómito, ni náusea, ni enfermedad, ni dolor que estuviera antes que nuestros hijos. Ese día me sentí completamente amada, consentida, y me di cuenta de que, aun en las peores circunstancias, había recibido el honor de tener una mamá que me amaba sobre todas las cosas.

Subimos al consultorio, todas sucias y con un olor amargo penetrante. El ultrasonido tuvo que esperar hasta que estuviéramos limpias y sin ese olor asqueroso.

En el baño, mientras nos lavábamos, me dijo:

—Tu vomitada sí huele asquerosa. Al menos la mía es por medicina, pero la tuya es de comida; creo que vomité más por ese olor que por la quimio, por eso el policía me quiso ayudar a mí.

Me quedé callada, bajé la cara mientras me la lavaba. No podía creer que tuviera esa energía de poder decirme eso, para no sentirme angustiada. Supe que los pacientes con cáncer hacen un gran esfuerzo por los que aman, supe que esconden su dolor, sus miedos y sus angustias. Para acompañarla tenía que entrar en su juego, de lo contrario no estaría con ella.

Aprendí que se tiene que hacer un gran esfuerzo y sale de pronto una maravillosa actriz que llevamos dentro. Yo quería abrazarla y decirle que la amaba, que no tuviera miedo, que íbamos a estar bien. Pero eso era lo que yo quería, no lo que ella necesitaba. Le dije:

—Qué chistoso. Yo vomité porque vi que ibas a vomitar. El ruido de tu panza me dio asquito.

En ese momento soltó una carcajada.

—Me iba aguantando todo el camino.

—Mamá, no lo lograste, ¡eh!

Salimos del baño y ya estaba Clemente afuera. Me dijo:

—No hay que contarle a Ruth, le va a dar asco.

—Sí, no, claro. No vaya a ser que también vomite —y me reí.

Entramos al ultrasonido, me tomó la mano y me sentí como el bebé que tenía adentro, el que gracias a mí respiraba; así me sentía yo, que gracias a mi mamá mi corazón latía, gracias a ella vivía.

Todas las consultas le contaba los dedos tres veces; era impresionante. Una y otra vez, la doctora Elsa decía: "Sí, siguen siendo veinte". De pronto, en una después de repetir lo de los dedos dijo:

—Cada vez está más grande. Todo está en orden y aquí podemos ver que es… —tomó aire y se quedó callada, su mirada la acercó al monitor y continuó—: Viene en camino tu mejor amiga…

Saltamos todos. Hasta yo me levanté con mi minibata.

Mi mamá cerró los ojos y lloró; lloró Ruth, lloró Clemente, hasta a la doctora se le salieron las lágrimas. Ruth me felicitó, me abrazó y en secreto me dijo:

—Mo, hueles muy feo.

Salimos encantados; ahora estaba su nieta, y Mónica tercera estaba por llegar a completarnos.

—Moniquita, le pedí un milagro a Dios y ya me lo cumplió.

Así pasaron los meses. Dejé de vomitar y era un placer poder comer sin tener asco. Me dediqué a comer todas las cosas que se me antojaban, la Nutella era mi antojo preferido.

La vida, en esos meses, se había acomodado; aprendimos a disfrutar los momentos sin descuidar ni un poco la enfermedad; pero también aprendimos a darle a la vida una segunda oportunidad. Ahora todo giraba alrededor de Moni.

¿Cómo sería? ¿Güera, pelirroja, morena, con los ojos cafés, verdes, azules? Ahora todo tenía un sentido diferente. Los viajes a Houston tomaron otro sentido; mi mamá llegaba a comprar todo para su nieta y para que su llegada fuera espectacular.

Mientras tanto, yo seguía aumentando de peso; era mi pecado y lo gozaba tanto, sentía que me lo merecía y me iba a seguir dando ese placer así el ginecólogo, mi marido y ella me dijeran que era del tamaño de una ballena.

Fuimos a nadar con delfines, ya que durante mi carrera como psicóloga hice un trabajo hermoso con delfines para estimular a los niños que tenían problemas neurológicos. Mientras estaba ahí soñaba con el día que estuviera embarazada; lo veía tan lejano, pero el día había llegado.

Toda fecha llega a su plazo y ahí estaba del tamaño de una ballena tratando de ponerme un *wetsuit* con la ayuda de dos señoritas. Me decían que ese traje era de hombre y era la talla más grande; en realidad no cabía. Los trajes que tenían para las embarazadas los veía muy pequeños.

En efecto, el color negro del traje hacía que me viera como la viva imagen de una ballena. Pero esa inmensidad me hacía sentirme fuerte. Al salir caminando rumbo a la alberca, las carcajadas de mi mamá, Ruth y Clemente dejaron de ser de mi agrado, ya que decían que "los delfines iban a pensar que Shamú iba a ser parte del show".

Al meterme con ellos sentí que podían escuchar mi alma, todos se acercaron y era como si a ellos no les pudiera mentir, podían sentir que tenía miedo. Por medio de ondas los delfines emiten sonidos con frecuencias muy altas que no son perceptibles para el oído humano, pero sirven para estimular positivamente el sistema nervioso. Se logra un estado de relajación; yo me encontraba aterrada de que a mi mamá se le complicara. No podía convertirme en mamá sin tener a la mía. Ahí estaban esos animales que podían sentir mis miedos que, por más silenciosos que fueran, sí eran perceptibles para sus oídos. Hubo un momento en que sentí mucha paz; me sentí extraordinariamente acompañada, y fue en ese instante que descubrí que no se necesitan de las palabras ni de consejos para realmente sentirte así. El sonido puede ser inaudible para el oído humano porque el acompañamiento tiene que venir del sonido del corazón del otro, entonces —sólo entonces—, llega con tal poder que hace que se vibre con el eco que se emitió.

Así sería mi guía con ese consejo ineludible al oído, pero con una frecuencia voraz para poder llegar realmente a acompañarlos.

El doctor Villalobos sugirió un viaje a la playa y nos fuimos las tres a Acapulco. En el atardecer, caminábamos agarradas de la mano, parecía que nuestros pasos serían difíciles de borrar; se marcaban en la arena y yo le pedía a ese mar abierto, misterioso, que me dejara caminar lo largo de mi vida junto a ella.

Se veía sana para llevar noventa y nueve quimioterapias. Sólo se sabía que era una mujer con cáncer porque había perdido completamente el pelo. Entonces ahí estaba el tabú social, ahí las personas agachaban la mirada, la hacían invisible ante ellos por no saber lidiar con su propio temor a las enfermedades, por no saber lidiar con las pérdidas. Ambas pasábamos agarradas de la mano y yo reflejaba una vida por llegar y ella una por irse. Ante mí me sonreían y me daban el paso, ante ella se volteaban y trataban de aparentar como si no estuviera.

Fue incómodo y me dio coraje que no viviéramos en una sociedad preparada; ¿de qué servía tanto civismo si lo importante no lo habíamos aprendido? Decidí continuar caminando mientras le tomaba la mano, y no había otra respuesta más que sonrisas de lado. Se tapaba la cabeza pero no por pena, sino porque se cubría del sol. Pero, cuando el sol se había ocultado, ella mostraba con orgullo que en efecto era paciente de noventa y nueve quimioterapias. Caminando en la playa recordamos la aventura de Ruth al cortarle el pelo:

—Nunca me imaginé caminar pelona por la playa. Me acuerdo de que me hacía sentir muy sexy mi pelo mojado con rayitos dorados que hacían que me viera más bronceada.

—Te ves hermosa, créemelo, no lo digo porque seas mi mamá, realmente te ves divina. No parece que tienes cáncer, excepto por eso; tu piel se ve radiante y tu cuerpo se sigue viendo atlético.

Yo me paraba constantemente a tomar aire y obligaba a mi mamá y a Ruth a detenerse.

—¿Podemos ir un poco más lento?

—Oye, Mo, ¿no te da vergüenza ponerte bikini con ese tamaño?

—No, Ruth, no me da.

—Es que si tu hermana se pusiera traje completo tendría que usar una carpa…

Se reían y yo seguía caminando pensando que sólo en esta etapa de mi vida me podía dar el lujo de ser gorda y, encima, poder presumirlo.

Nos sentamos frente al mar viendo las olas romper y no había duda de que esta enfermedad habría traído anécdotas simpáticas o habríamos quizás aprendido después de tantos años a verlas simpáticas. Ruth le acariciaba la cabeza y en esa caricia le decía todo. Le demostraba que era su vida entera, con sus sonrisas y sus caricias acompañadas de bromas. Había logrado ser amiga de las dos pero, sobre todo, había logrado ser nuestra gran cómplice.

Ruth había logrado un gran trabajo y quizá nadie lo hubiera hecho mejor que ella. La frescura de la edad y sus mecanismos de defensa hicieron que mi mamá entrara al mundo de la alopecia con una carcajada pero, sobre todo, sintiéndose mujer.

Estando en su casa se acomodó el pelo de lado y se quedó con un bonche; decidimos cortarlo pequeño para que no fuera tan aparatosa la pérdida. Pero no sabíamos que se caía en grandes cantidades y aun corto se caía en bonches. Entonces Ruth decidió poner unas cartulinas en el espejo, tapándolo, y la invitó a su baño para que con la máquina de afeitar le quitara todo por completo.

Todos sentíamos demasiado temor. Eso indicaba que el cáncer ya se había personalizado, que ya su aspecto había tomado ese sello. Ya se veía la pérdida de esa mujer que había tenido una cabellera larga con reflejos dorados. Ya no estaban más que los reflejos de las reacciones secundarias de las quimioterapias. Junto con el cabello se van las cejas y ese marco que rodeaban esos ojos vivos, los cuales iban perdiendo la expresión de la salud, dibujando en ellos la enfermedad.

Las pestañas caían como lágrimas, y como lágrimas se limpiaban. Ella cerraba los ojos; ese momento había llegado, ahora se conocería sin pelo, sin cejas, sin pestañas. Se enfrentaría a esa mujer enferma y tendría que aprender a reconciliarse con ella; tendría que conquistarla ante ese espejo y hacerla suya; tendría que aprender a encontrar esa sonrisa coqueta de lado con la lengua entre los dientes que conquistaba todo.

Ahora la conquista era la más difícil: conquistarse a ella misma sería el reto. Era fácil decirlo, pero los brazos de la enfermedad la tenían atada y ésa era la tarea del alma, aprender a no asfixiarse y ver que cuando se pierde el pelo, que cuando se caen las cejas y se escurren las pestañas, se conoce a la guerrera que toda mujer lleva por dentro.

Muy concentrada, dándose palmaditas internas, se hacía una vez más la fuerte.

Cuando Ruth quitó las cartulinas, mi mamá se encontró con una mujer que no se esperaba ni para la cual se había preparado: Ruth le había hecho un *mohawk*. Dio un grito y Ruth, riendo, salió corriendo del baño para ir a buscar una cámara; ella corría detrás de Ruth por toda la casa pidiéndole que se lo quitara. Las muchachas cuentan que la veían y no dejaban de reírse en ese momento; una escena de tanto miedo, de tanta pérdida, tomó un rumbo completamente opuesto.

—¡Ruth! Te lo suplico, por favor, ¡quítame esto! Parezco la líder de una tribu. ¡Quítamelo ya!

Ruth me llamó y me decía:

—Mo, tienes que ver a mamá, se ve chistosísima. Jajá. No sabes, le hice un *mohawk*.

En ese atardecer las tres nos reíamos de lo que Ruth había hecho y fantaseábamos con que quizá esos son los secretos que uno debe compartir a los familiares con cáncer para que esos momentos de tanto miedo no sean momentos de angustia.

Nos metimos al mar frente a ese atardecer, donde el sol ya era mi Dios, y el mar, nuestro testigo; las tres, agarradas de la mano, le dimos la bienvenida al milagro que llevaba en mi vientre. Esperábamos a Moni con toda la energía y con toda la salud, y ahí estábamos, una vez más, bautizándola.

Era el mismo mar en el que mi mamá había encontrado los lentes de mi abuela. Pensamos en ella, le rezamos, le pedimos, le supliqué que mi hada madrina cuidara a mi hija, que fuera una niña sana, que naciera sin complicaciones, que mis temores y mis angustias no le llegaran, que sólo escuchara mi corazón…

Pensé que la abuela estaría muy molesta de que estuviéramos invitando a nuestro bautizo de bienvenida a la vida a Maupassant. En fin, pensé que ya se le pasaría el coraje, o tal vez estando en el más allá ya lo habría conocido o entendido. Fue nuestro invitado de honor, y mi mamá le pidió, como siempre solía pedirle, por nosotras, por ella y, ahora, por su nieta. Le pidió en voz alta, mencionando la palabra "suplicar". Al escucharla mis venas vibraban con la misma intensidad que aquellas olas; le suplicó que le diera tiempo de hacer un castillo de arena con su nieta y que ese castillo fuera suficiente para que ella lo guardara en su memoria, y que cada vez que quisiera ir a un lugar y no encontrara ese lugar, ella recordara el casillo de arena que había hecho con su abuela.

Ese mayo del 2006, cuando ya llevaba dos años de ser abuela decidió que sus cincuenta años los quería celebrar junto al mar. Nos fuimos las cuatro a festejar su cumpleaños; regresábamos a ese círculo inquebrantable de las Mónicas y Ruths. La vida nos acariciaba; percibíamos esa frescura de poder cantarle "Las Mañanitas", abrazarla y sentir que en un cuarto se respiraba amor incondicional. Ahí estaban las dos sentadas haciendo un castillo de arena; Ruth y yo nos asoleábamos, cuando de pronto mi mamá —con una voz de entusiasmo y emoción— dijo:

—¿Qué más puedo pedir? ¡Gracias!

Ahí estaba viviendo lo que en sus rezos, años atrás, había pedido; y mejor aún, ahí estaba, manifestándose.

Moni le pasó a su *abu* una catarina. Nos pidió un rato a solas y, en aquel atardecer con esa gama de colores que sólo saben hacer el mar y el sol, escribió:

Estoy parada frente al mismo mar, en la playa del mismo hotel... diez años después es el sonido de las olas el que me transporta a ese recuerdo.

Me hospedo en la suite presidencial de este hermoso hotel; en la puerta hay agentes que la resguardan; sabían que podía entrar y salir cuando quisiera. Yo lo gozaba, tú también, y me hacías sentir deseadísima: JJ, eras uno de los hombres más importantes de mi país: joven, guapo, inteligente, respetuoso, con mucho sentido del deber. ¿Podía pedir algo más?

La suite tenía una alberca privada; recuerdo especialmente la puesta de sol que proyectaba una gama compuesta por colores rojizos, amarillos y violetas, colores que iluminaban la escena perfecta. Como los colores que hay frente a mi ventana.

Me veo saliendo de la piscina, ¿qué tan vanidosa seré que recuerdo mi imagen y no la tuya? El agua escurre por mi piel dorada, tengo un cuerpo atlético y femenino; perfecto. Mi pelo es largo, con brillos dorados y mi sonrisa alegre, tierna. Recuerdo tu expresión al verme salir del agua impulsándome con los brazos, teniendo como marco el atardecer, el día perdía luz mientras que yo me iluminaba. "Eres una bella sirena", dijiste.

Entonces desconocía que la vida me regresaría a un salmón y que, efectivamente, tendría que aprender a nadar a contracorriente; entonces todo era perfecto: mi madre vivía, mi padre trabajaba, mis hermanos eran hombres de familia, todos tenían salud, estaban mis amigas y, mis hijas, un regalo de Dios, como siempre.

Y yo... disfrutaba la vida, me carcajeaba de mis hazañas, siempre en busca de adrenalina, viviendo en turbo, al ciento por ciento. ¿La parte física?: extraordinaria; ¿la afectiva?: la manejaba a mi antojo; ¿la espiritual?: bien, intentaba mantener contacto con Dios a través de la oración; ¿el alma?: mi alma... esperándome.

Sobrevinieron los cambios. Conocí la ausencia física a través de la muerte de mi madre; desde pequeña me aterraba ante ese riesgo, su enfermedad cardiaca fue difícil. Siempre le pedí que se fuera hasta que yo me convirtiera en madre, y lo cumplió. Sabía que era parte de la vida. Mientras tanto, mi alma, esperándome.

Mi padre, cada vez más viejo, sin dinero y sin sabiduría. Es duro verlo derrumbarse cada día; él, un hombre tan grande y fuerte. Sólo le puedo brindar cuidados, procurar que esté bien, es lo que me dio. Y mi alma... esperándome.

Mis hermanos, en lugar de crecer, se volvieron adolescentes otra vez; perdieron su lugar como hombres de familia... sentía lástima y coraje. Nuestra relación era ambivalente: me hablaban lindo y me agredían, me hacían reír y también llorar, los quería, los odiaba, los ayudaba, los acusaba. Entendí que no era su salvación. Y mi alma... esperándome.

Mis amigas siempre conmigo, sobre todo, Chilita, quien cada día era más mi hermana. Y mi alma... esperándome.

Mis hijas, gracias a Dios, llenas de amor, contentas, aprendiendo a ser mejores seres humanos; y sus almas... esperando a la mía. Necesitábamos ese encuentro para aprender algo de verdad importante, realmente bello.

Entonces llegaste, mi sacudida enfermedad, con todo lo que implicas: miedo, dolor, tristeza, sorpresa, muerte. Me sumergiste en lo profundo de la nada; sí, llegaste, mi querido y temido cáncer. Llegaste porque mi alma ya no quería esperar.

Hoy, diez años después, al estar parada frente al mismo mar, al mirar el atardecer, al hospedarme en el mismo hotel, ya no me parece tan impresionante, aunque mi habitación es más luminosa, está llena de amor, amor incondicional, puro, real, auténtico... amor sin pérdidas de tiempo. Me has enseñado que mis hijas y mi nieta me llenan, que me han ayudado

108

a enfrentar la posibilidad de la ausencia, la pérdida. He decidido que el tiempo que resta esté lleno de amor, sostenido por una conexión con Dios no sólo en oración, sino descubriendo su inmensidad en todo lo existente. Agradezco la oportunidad de haber comprendido que aunque hoy estoy aquí, la vida no me pertenece. Sé, como todos, que me iré, pero lo haré consciente de que lo único importante es el amor que puedo dar y el que recibo. Agradezco las cosas bellas, como este viaje —motivado por mi cumpleaños. Estoy plena con diez años más, con tres años de cáncer y lo que ello implica: un cuerpo que sufre los estragos de noventa quimioterapias, el cansancio de luchar por el bienestar, por privarme de cosas... las ojeras como prueba de las noches de insomnio, intentando vencer los pensamientos negativos para transformarlos en positivos.

Son tres años en los que me he entregado, sin esperar nada de la entrega, a amar, a dar esperanza a quienes empiezan a recorrer el camino que determina esta enfermedad, para que no tengan miedo de enfrentarla, vencerla. Con tenacidad, me he propuesto abrir un círculo armónico en torno al cáncer y lo que implica, y así retribuir un poco de lo que he recibido.

Hoy, mi alma ya no me espera... me acompaña.

Mónica mamá

9

DANZANDO CON LA ARROGANCIA

ANTECEDENTES DE LA PACIENTE M. SALMÓN

Me permito informarle que la señora Mónica Salmón, de 51 años, fue sometida a amigdalotomía, colecistectomía y apendicetomía en la juventud, menarca a los 13 años, gesta 3, cesárea 2, aborto 1, última menstruación en 1997.

En mayo del 2003 se detectó una masa mamaria izquierda, histológicamente compatible con adenocarcinoma, sus estudios de estatificación mostraron metástasis pulmonares y óseas, fue valorada en el MD Anderson Cancer Center, donde se determinaron receptores de estrógeno negativos, de progesterona positivos, HER2 positivos por inmunohistoquímica confirmado por FISH: ante etapa IV [según yo era etapa III] inició quimioterapia con trastuzumab (dosis de impregnación 4 mg/Kg y luego mantenimiento con 2 mg/Kg semanales) asociado a vinorelbina 30 mg/m^2 semanal así ácido zoledrónico 4 mg cada mes; ésta terapia fue aplicada de mayo de 2003 a febrero de 2004 con lo que se documentó respuesta completa a nivel sistémico y residual no palpable en la mama izquierda. Por lo anterior, se sometió a mastectomía segmentaria el 5 de mayo del 2004; el reporte de patología mostró carcinoma ductal mixto, invasor e *in situ* de tipo comedo, tamaño 2.2 cm, grado histológico II, ganglio centinela negativo; el carcinoma *in situ* representaba el 90% de la neoplasia detectada. Recibió radioterapia.

Después de la mastectomía segmentaria reinició la terapia con trastuzumab, cada tres semanas, y letrozol. De junio de 2004 a enero de 2005, lapso en el que la Sra. Salmón se mantuvo asintomática, con buena tolerancia al tratamiento y sin datos clínicos de actividad tumoral. En enero de 2005 se observó actividad metabólica aumentada en la mama izquierda y lesiones pulmonares hipercaptantes por PET/CT, ante recurrencia tumoral se reinició trastuzumab y vinorelbina, de enero a abril de 2005 con lo que nuevamente se evidenció remisión completa de las lesiones pulmonares.

Sin embargo, en julio de 2005, a través de PET/CT, nuevamente se documenta la presencia de metástasis pulmonares, por lo que continuó terapia con trastuzumab y se agrega docetaxel trisemanal, 100 mg/m^2, durante 4 ciclos, pero en enero de 2006 se evidenció aumento en el número y tamaño de las lesiones pulmonares por lo que se modificó el esquema de tratamiento de gemcitabina 1 000 mg/m^2, d 1 y 8 así como trastuzumab trisemanal de febrero a mayo de 2006, sin embargo, la enfermedad pulmonar metastásica persistió y se sumó adenopatía mediastinal. Una vez más, la terapia fue modificada a trastuzumab semanal y paclitaxel semanal, de junio a octubre de 2006, se observó estabilidad de la enfermedad. En octubre de 2006 inició nuevo esquema de quimioterapia, esta vez con bevacizumab 1.5 mg/Kg d1,21; capecitabina 1 500 mg B1D d—14 y trastuzumab 6 mg/ Kg trisemanal, de noviembre de 2006 a marzo de 2007 un nuevo PET/CT tomado en marzo de 2007 mostró aumento en el tamaño de las lesiones pulmonares y aumentó el tamaño de la adenopatía mediastinal y se agregó otra ademopatía hiliar izquierda. El hígado se encontró sin lesiones metastásicas. Ante progresión de la enfermedad y resistencia a trastuzumab se cambió la terapia sistémica a lapatinib (Tykerb) 250 mg × día y carboplatino AUC 6 cada 21 días. Este esquema lo ha recibido de abril de 2007 a julio de 2007. La tolerancia ha sido adecuada; sin embargo, de abril de 2007 cursa con tos seca en accesos, no disneizante ni hemetizante así como fiebre diaria, sin predominio de horario, cuantificada en 38 grados y cede con la administración de AINE.

Actualmente, la Sra. Salmón se encuentra sin otros síntomas, sus signos vitales restantes son normales, en el examen físico no se detectan adenopatías, los campos pulmonares se encuentran limpios, los ruidos cardiacos son normales, el abdomen es blando depreciable no doloroso, sin megalias ni masas palpables, la peristalsis es normal. No hay edema de extremidades inferiores, su examen neurológico es normal.

La paciente fue admitida al hospital ABC el 8 de agosto de 2007 para realizar broncoscopio y endoscopia y completar el protocolo de estudio de tos y fiebre. En los últimos tres meses se han realizado baciloscopías, cultivos de expectoración, hemocultivos, urocultivos, antiestroptolisinas, antígeno de legionella, todos los cuales han sido negativos.

Podría ser la descripción perfecta de un motor y sin embargo era mi mamá...

Me encontraba en el consultorio; a la espera de los resultados, sentía que el miedo comenzaba a abrazarme. Sus brazos son tan largos y fuertes que oprimen mi vientre. El frío comienza a recorrerme ligeramente entrando por la palma de mis manos hasta llegar a mis pies. Trato de enfocarme en algo, pero lo único que logro encontrar son otras miradas reflejando anhelo, desesperación; otras, de temor. La esperanza existe; sin embargo, los pacientes y sus familiares llevan una sonrisa disfrazada de amabilidad, en busca de consuelo.

El tiempo se alarga; el silencio se manifiesta haciendo la espera aún más incómoda. Sale la enfermera y llama por su apellido al paciente. Se vuelve a cerrar la puerta detrás de ellos y la angustia se presenta, hasta que de pronto vuelve a salir y con un acento americano pronuncia el apellido de mi mamá:

—*Miss Salmon, please.*

Entonces, en ese instante, la respiración se detiene tomando fuerza para ver qué es lo que va a diagnosticar el médico, o de qué humor lo vamos a encontrar esa mañana. Dependiendo del humor del médico es el tipo de respuesta que vamos a tener sobre sus estudios y el pronóstico.

¿Las palabras que va a utilizar el médico ese día serán positivas? ¿Le tratará de dar esperanza a su paciente? ¿O simplemente la esperanza que anhela tanto el paciente se limitará a una respuesta sin compromiso, sin afecto, sin calidad? ¿Su respuesta será exclusivamente de tipo informativa y le dará los resultados numéricos que han presentado las recientes estadísticas médicas?

Si al menos los doctores hicieran conciencia de cuán importante es —para el paciente oncológico y para el familiar—

el tono, la dirección de sus palabras, incluso sus gestos; pues uno se encuentra al tanto de cualquier tipo de expresión...

Pero mi experiencia ha hecho de esto algo tanto positivo como negativo. A veces siento que ahora diagnostican imágenes, se olvidan de que son pacientes. Les da miedo a los médicos tomar el riesgo y detenerse a atender también el estado emocional de la persona.

En estos días, el médico que interprete un PET scan y sepa combinar la dosis es aplaudido internacionalmente, sin importar si mira o no al paciente; no importa si el paciente puede sustentar económica o emocionalmente el tratamiento. Están atendiendo imágenes, ese tumor encendido que se convierte en su *target*, no interesándoles en lo absoluto otra cosa más que terminar con ese tumor, aun si esto implica terminar con la vida del paciente. Es muy posible que el paciente tolere un tratamiento muy agresivo de quimioterapia; es probable que la médula ósea permita terminar el tratamiento, que su sistema inmunológico permita continuar la aplicación del tratamiento, pero fuera de los estudios del laboratorio se encuentra la persona; se encuentra un ser humano aterrado, cansado, con miedos, con angustia; un ser humano que día a día se encuentra con sorpresas frente a ese nuevo tratamiento; las va descubriendo atemorizado, las va descubriendo en silencio, imaginando que es la enfermedad la que se encuentra avanzando a pasos agigantados, que es la enfermedad la que está ganando la guerra.

No comprendo el no especificar cuidadosamente los efectos secundarios de cada quimioterapia. La respuesta de muchos oncólogos es que no quieren que sus pacientes se sugestionen. Por mencionar un ejemplo entre varios, mi pregunta es ¿no es peor encontrarse sorpresivamente que se cae la piel de la palma de las manos? La persona de apoyo opcionalmente se encuentra obligada porque no tiene otra alternativa, se encuentra obligada a investigar qué trae consigo cada tratamiento, ya que la eminencia de Houston y México se limitó a dar esa pequeña información. Entonces uno se tiene que volver pseudomédico e investigar en la fuente más cercana lo que está sucediendo con nuestro ser amado. Hoy en día esa fuente es internet, pero desafortunadamente uno puede encontrarse con información no fidedigna y pasar momentos amargos. El paciente necesita y está en todo su derecho de saber —paso a paso, específicamente— lo que el nuevo tratamiento de quimioterapia ofrece —tanto sus ventajas como sus desventajas—, y él mismo decidir si está dispuesto física y emocionalmente a tomarlo. El paciente está en su derecho de que le aclaren cada una de sus dudas; está en su derecho de preguntar al médico, de confrontarlo con información, ya sea que él mismo haya encontrado por su propia cuenta u otro médico le haya comentado. El paciente oncológico necesita ser llevado y acompañado amorosamente por su familiar, y respetuosamente por su médico.

Durante cinco años, y ciento noventa quimioterapias, no he visto o escuchado que los médicos le pregunten al paciente: "¿Emocionalmente usted cree que pueda aguantar este tratamiento?" O dejemos eso, que le pregunten "¿Qué aspectos emocionales, sociales, psicológicos le ha causado esta quimioterapia?" No, no lo hacen; se limitan a ver una biometría y una tomografía o un PET scan, y dejan en manos del paciente el aspecto emocional. Es prostitución la que el familiar del paciente con cáncer soporta ante el médico, una prostitución de dignidad.

Uno se vende ante ellos, se olvida de todo y soporta que te cierren la puerta en la cara, que no te contesten o que lo hagan y te cuelguen, que te digan que llaman y te quedes esperando, que vean a la persona que amas como un organismo interesante de investigación, que no les interese el mundo de cosas que la enfermedad despierta.

Los pacientes son puros efectos secundarios de tratamiento y no ponen interés en las emociones, son cosificados; pero la postura del médico ante enfermedades como éstas es la de dioses a los que alabamos y de los que se alimenta un cáncer emocional que día a día vive en ellos, sin darse cuenta de que el ego es una metástasis que ya los invadió, que la soberbia es el veneno que les destruye cada una de sus células y que el tratamiento para ese cáncer emocional es vivir en serio la compasión por los demás.

Es demasiada la angustia que se siente en esos pasillos por los que se pasean batas blancas, algunas experimentadas, pero no necesariamente humanas; algunas otras dando sus primeros pasos, admirando a aquellos que van dejando historia, a aquellos cuyo nombre les es sonado en el hospital, por los miles de millones de pesos que le han hecho ganar, ingresando a pacientes todos los días, ingresándolos bajo su nombre, pero empiezan a tener un nombre sonado, un nombre que merece esperar todo y soportar todo a cambio de la opinión del doctor "multipoderes".

Alguien alguna vez me dijo que ante el médico hasta los reyes hacen caravanas. En efecto, el médico tiene una carga psicológica importante, su palabra se convierte en algo sagrado, su expresión física, su tono de voz, hacia donde dirige la mirada cuando le habla al paciente; el médico se convierte en un ser completamente observado, se sobrevalora. Comienza a surgir una necesidad de empatía hacia él. Uno quiere empezar a involucrarse en su vida para, de esa forma, sentir que le va a poner más atención a nuestro ser amado. El paciente y la familia comienzan a crear una fantasía sobre la relación con él. Se tiene la idea mágica de lograr simpatizarle para que el tratamiento sea menos doloroso o el escenario sea de la mejor forma posible.

Se viaja horas a donde sea para escuchar la opinión del doctor o doctora experto en el tema. Se pagan miles de pesos para que el doctor "multipoderes" viaje a nuestro país para que nos diga algo que ya sabemos, pero es necesario hacerlo para quedarnos con la tranquilidad de que se hizo hasta lo imposible. Agotar todas las posibilidades es algo que se da a la ansiedad, da calma a la conciencia y tranquilidad a esa angustia permanente.

Por lo regular, en los consultorios de oncología he escuchado constantemente: "Estamos con los mejores de México", "Estamos con el mejor de Houston", "Tiene el premio del mejor oncólogo", "Es la que escribe sobre HER2/neu" y bla, bla, bla... Necesitamos justificarnos que no hay doctor más allá de con quien estamos. Necesitamos escuchar, y comentar, y afirmar que en medicina se llegó al tope de lo mejor de América.

Probablemente sí sea cierto, pero lo vergonzoso es que se desmitifica al médico como ser humano y se mitifica a un ser omnipotente, un ser que tiene una carga emocional extra. Los médicos deberían estar conscientes de su poder sobre el otro, pero no para seguir alimentando su propio ego sino para tener extremo cuidado con sus palabras, saber que pueden hacer tanto desastres como maravillas, que el tono de su voz es de vital importancia, que el contacto visual es fundamental.

Es importante mirar al otro, y para el paciente es de gran importancia ser mirado por su médico, porque *médico* significa "aquel que está capacitado para devolver o mantener la salud al paciente". El problema es que, desafortunadamente, médicos destacables por sus conocimientos, por su trayectoria, por su fama, se han limitado a tratar al paciente como un simple organismo; por su falta de interés humano no han sido verdaderos médicos, ya que el significado de *salud* no sólo es el estado de completo bienestar físico, sino mental y social. Algunos médicos, en especial oncólogos, me atrevo a decir que pierden completamente el interés hacia sus pacientes. Se han limitado a verlos como un organismo microcelular, y evaden al máximo el nivel macro, que es su entorno social. En 1992, un investigador de la Organización Mundial de la Salud agregó que la salud es la armonía con el medio ambiente. El médico tiene la responsabilidad absoluta de su comportamiento hacia el paciente. Sus actos, palabras y gestos frente a éste hacen que esté en juego la respuesta al tratamiento.

En oncología es un tema mucho más delicado, ya que lo que está sobre la mesa es la vida del paciente. El centro de tratamiento del cáncer más importante del mundo está en Houston; esto ha hecho que personas de muchos lugares del mundo viajen a dicha ciudad para agotar cualquier tipo de posibilidad de nuevos tratamientos o protocolos. Por lo general, estas visitas son cada tres meses, pero pueden variar y el tiempo lo determina la duración del tratamiento o, en su caso, el protocolo.

Estas consultas en el extranjero son de extrema angustia; el primer factor es el gasto económico que conllevan, el segundo, la larga espera para regresar a la siguiente consulta.

Es estresante el hecho de saber que lo que el médico diga, exprese o crea en los diez minutos que le va a dedicar a su paciente sean palabras que por tres largos meses el paciente y el familiar constantemente repiten y recuerdan. Se regresan a su país no sólo con el tratamiento diagnosticado sino con la expresión que el médico utilizó al momento de darle el resultado. Si el panorama clínicamente es caótico y el médico supo transmitir confianza y esperanza, el paciente vive su tratamiento mucho más en calma, más positivo, recordando en los momentos difíciles las palabras alentadoras de su doctor. Cuando el paciente tiene episodios críticos durante el tratamiento, el familiar de apoyo es el que le recuerda constantemente las palabras que su médico le dijo en consulta.

El médico oncólogo debería tener conciencia de la responsabilidad que implica cuando habla, cuando expresa una opinión, cuando da un punto de vista, inclusive cuando calla. Si el paciente es religioso, deposita su fe en el médico, ya que en la Tierra es la máxima autoridad sobre su enfermedad. Si el paciente es agnóstico, deposita su fe en el médico a través de sus conocimientos.

Lamentablemente, se justifica que el médico sea seco y no se involucre porque son pacientes que en su mayoría morirán por causa de la enfermedad. Entonces la sociedad los justifica diciendo: "Imagínate, pobrecitos. Todos los pacientes que tratan; no se pueden involucrar con todos, sufrirían mucho". Considero la expresión aberrante, tanto la expresión como la gente que los justifica. Cada trabajo en la vida lleva implícito ciertos requisitos. Si al médico le cuesta trabajo involucrarse y le interesa únicamente el desarrollo del comportamiento de las células del organismo, se hubiera formado como investigador, patólogo, etcétera; pero si ya asumió la responsabilidad de atender al paciente, entonces ya estamos hablando de otro nivel completamente distinto. Dejó de ser una célula interesante de investigación y se convirtió en un ser humano que necesita ser atendido como tal. La misión del médico no sólo consiste en preservar la vida; consiste en ayudar al prójimo a que éste tenga, antes que cualquier cosa, salud. Como lo define la Organización Mundial de la Salud: "Estado de completo bienestar físico, mental y social".

El médico que no sabe involucrarse es aquel que no ha trabajado sus propios miedos ni su angustia a la muerte; es aquel al que el dolor ajeno le molesta. No pasa nada profesionalmente, y a la vez pasa mucho al involucrarse con amor con nuestros pacientes. Pasan cosas magníficas cuando se les mira a los ojos. El paciente, al ser visto como ser humano, reacciona mejor a sus tratamientos, tolera mejor el dolor, las náuseas, el vómito, la diarrea, la pérdida de pelo. Sabe que está siendo atendido como persona, como familia, como alguien. Es real que la tecnología ha avanzado enormemente, lo cual tiene sus ventajas (un PET scan; la tomografía de emisión positrón, etcétera).

Este estudio suministra a los médicos información de diagnósticos única, la cual puede cambiar el tratamiento del paciente. Produce imágenes de la función fisiológica del nivel molecular, que pueden ser usadas para medir muchos procesos vitales, incluyendo el metabolismo de la glucosa, el flujo de la sangre y la perfusión y la utilización del oxígeno. Con estas imágenes, los médicos pueden identificar estados normales y anormales.

Pero también una realidad que no puede ser ignorada es que el PET no puede ver las emociones del paciente, no puede leer su estado anímico, no puede detectar si el paciente puede continuar con un tratamiento más agresivo. Eso lo determina el escuchar al paciente, el mirarlo, el saber qué es lo que su voluntad requiere. Para saber eso es necesario preguntarle al paciente "¿cómo estás?", "¿cómo te sientes?"

La batalla no se pierde cuando la muerte llega; la batalla se pierde cuando el médico es indiferente al dolor del otro, cuando no se permite que exista un contacto, cuando está aterrado por sus propios miedos, cuando no sabe cómo contenerse a sí mismo y presenta una *distancia profesional.*

Si tan sólo se atrevieran a enfrentar sus miedos, a saber manejar sus pérdidas, si se dejaran abrazar por la compasión, y no por la arrogancia, otros diagnósticos tendrían; se asombrarían ante sí mismos del poder que tienen sobre el paciente oncológico. Entenderían que el cáncer es una enfermedad que requiere de fuerza constante, tanto del paciente como de la persona que apoya, para mantenernos en la pelea que parece interminable.

Cada día la meta se ve más lejos. El miedo es el árbitro de esa inagotable pelea, pero la fe persiste, persiste en las miradas de los seres que aman, en los seres que creen que el amor, es la medicina del alma. Se pelea por recuperar la salud, se pelea contra el medicamento que está curando y, a la vez, está provocando todos esos malos efectos que hacen que se pierda la armonía. Los médicos que conectan con el dolor del otro son los que han visto a sus seres amados sufrir, son los que han tenido miedo, son los que saben que, en las noches, el tiempo se detiene a la espera de las palabras de aquel que conoce el funcionamiento del organismo.

Se eleva al de la bata blanca a lo más alto, se le da un estatus especial dentro de la dinámica familiar, se le rinde honor a sus pasos, a sus palabras, a su mirada, a su respirar, a su opinión. Se idealiza, se juega inconscientemente el tipo de médico que nos gustaría tener, o el tipo de médico que quisiéramos que atendiera a nuestro ser amado. Pero la realidad es que el miedo es tan constante, tan presente a lo que va a decir, a lo que va a expresar, que comienza una sumisión inconsciente para ver si de esa forma considera a nuestro enfermo. Sus palabras tienen tal fuerza, tal poder, tal impacto en el paciente, en el pronóstico, en el diagnóstico, que hacen que a los que acompañamos nos aterre el momento en que van a dar su interpretación de resultados. Sentimos un dolor en la garganta que se manifiesta desde el estómago, atraviesa el pecho y se instala como el jugo gástrico que sube desde el estómago a través del esófago, dejando sentir la amarga sensación al llegar a la faringe y a la cavidad oral; ambos oprimen la entrada del aire junto con la de la esperanza. Así se presenta ante nosotros la angustia.

Esa sensación es la que nos lleva a buscar ayuda, a buscar apoyo, a buscar en quien podemos recargar todos y cada uno de nuestros temores. Esa sensación nos encierra en nuestros miedos, nos acorrala hacia una esquina mientras, como cachorros heridos en la soledad, nos intentamos lamer la herida del dolor que provoca ver al ser amado en constante lucha por vivir, sonreír para disimular su miedo, para protegernos de su propia enfermedad.

Se lucha contra una enfermedad que no se cansa, es hambrienta, está sedienta, es egoísta, es envidiosa y, sobre todo, es traicionera. Se desliza poco a poco hasta que se presenta, se instala, mostrándose presumida, arrogante y soberbia. El cáncer no sólo se atreve a tomar silenciosamente cada espacio; encima, hace presencia de su amante, en ocasiones la esconde, a momentos le es difícil presentarla, pero la mayoría de las veces se las ingenia para estar junto con ella: la muerte. Ambos danzan entrelazados, eternamente se les relaciona. Danzan siendo cómplices, y pensar en el cáncer nos hace pensar en la muerte. Es aquella danza de la finitud, es aquella danza a la que en las noches de insomnio se le intenta no relacionar con la amante, sino con una oportunidad de vida, de crecimiento, de cambio de hábitos, de un renacer. Se intenta encontrarle otra pareja, pero le es fiel a aquella con la que está acostumbrado a danzar. Relacionarlo con algo más se convierte en un intento fallido, cansado, pero cada intento es agotador. Es la danza donde todos queremos que los milagros se manifiesten.

La soledad, junto con el miedo, se instala en los seres que no saben qué esperar, que no saben cómo contener tanto dolor. Hace que busquemos ilusiones desesperadamente, se conversa con Dios, se le hacen súplicas, negociaciones, se le pide tiempo, se le da el nuestro, se le suplica su misericordia hacia el que está sufriendo, se le implora por que regrese la salud; somos capaces de hacer cualquier cosa por recuperarla. Cuando la muerte danza junto a nosotros, hace que nos olvidemos de las ataduras de la vida, nos hace buscar emociones que nos hagan sentir que pertenecemos, que estamos teniendo el escenario bajo control, que todavía somos parte de este plano terrenal, que simplemente somos, que simplemente estamos aquí.

10

Conchaaaaa....

Mónica vivía sumergida en una sociedad cubierta de todas las necesidades y caprichos. Esto hacía que su entorno se convirtiera en un ambiente donde la gente hablaba de los otros. Supo manejar la situación de ser criticada; podría decir que, hasta cierto punto, lo gozaba. Veía cómo de pronto era el tema de conversación de las "señoras bien" de Cuernavaca. Le gustaba escandalizarlas, pero también se preguntaba cómo manejaban esa frustración en sus vidas, cómo soportaban día a día una vida que no quería ser vivida. Eso las impulsaba a señalar a la divorciada que radiaba felicidad, juzgaban a aquella que les hacía ruido. Pero no sabían que al señalarla se señalaban tres veces ellas mismas.

Entre ciertas amistades de mi mamá y mi abuela, se decía que el matrimonio le pertenecía sólo a las personas maduras, a las personas que ya saben lo que quieren en la vida. Cierto es que dentro del mundo *Rolex* esa sociedad juzga el divorcio como un fracaso, y no como un mérito, de poder reconocerle al otro la valentía de decir "voy en búsqueda de mi felicidad".

Felicitan a matrimonios que llevan años diciendo: "¡Qué bárbaros, qué aguante! Qué maduros. Lo han logrado, llegar juntos hasta el final de sus vidas". No importa cómo haya pasado, no importa lo que implique, lo importante es que están juntos; el caso es que lo consiguieron y eso es digno de admiración para esa pequeña sociedad que se rige por reglas disfrazadas de moralidad. La forma en la que hayan llegado no importa: con amor, sin amor, con respeto, sin respeto, con amantes, sin amantes; el caso es que lo lograron y eso es digno del aplauso, reconociendo el valor social que tiene el seguir casado. No interesa que duerman hace veintisiete años en diferentes recámaras, lo importante es que siguen dando pautas sociales diciendo "la familia está unida". El divorciado en este mundo puede ser un candidato para la soltera que depende de su estatus económico y social. Se escucha en los desayunos del club que "la ex está loca, no lo supo valorar"; pero si el señor no tiene un buen nivel económico se dice que "es un vividor, bueno para nada; por eso lo dejaron". De la forma en la que sea, se vuelve un poco complicado salir sin los taches de las "señoras bien".

En este mundo *Rolex*, la divorciada es marginada; en lo absoluto es digno de admiración reconocer que sola ha sacado a sus hijos adelante; en absoluto es digna de felicitar aquella que en ciertas ocasiones ha hecho el papel de mamá y papá al mismo tiempo. A ellas se les juzga, se les critica, se les aparta. En ciertos círculos se les rechaza. Ejemplo de eso es la Iglesia, que las excomulga.

Recuerdo un domingo en misa, apreciábamos un atardecer que parecía que la naturaleza había fotografiado el perfil de Dios. Estábamos formadas mi mamá y yo en el momento de la congregación, ella iba enfrente de mí; en nuestras oraciones se encontraba la salud de mi abuela. Al llegar al frente, el sacerdote le dijo a mi mamá:

—No puedes recibir la comunión, ya que eres dos veces pecadora por tener dos divorcios. No eres digna de recibir a Dios en tu cuerpo.

Mi mamá se sonrojó, me volteó a ver y, con su sonrisa forzada, me dio el paso. Me paré frente al padre y tomé la hostia, se la di a mi mamá y o se la metía a la boca o quedaba en el piso. Ese día aprendí a ver a Dios por medio de la naturaleza y nuestra comunión fue a través del amor y jamás por la Iglesia.

Excomulgamos aquello que nos hace ruido, excomulgamos a aquel que nos hace cuestionarnos, aquello que sentimos que puede romper nuestras ataduras, aquello que desata nuestros miedos y —antes de sentir, antes de pensar—, preferimos ser personas de "bien" para la sociedad.

¿Hacia dónde se dirige ese bien? ¿Hacia dónde van nuestros valores? Aprendimos a rezar por medio del temor, pero sin estar conectados con nuestras oraciones. Pedimos que no nos dejen caer en la tentación, porque no soportamos hacernos responsables de nuestra propia conducta. Estamos condicionados por un infierno o un paraíso, se promete una vida eterna a cambio de sacrificar la única vida que se tiene. Nuestros valores se depositan en los comentarios y en la aceptación de los otros. Se vive en terror a no atreverse a vivir su propia vida.

Siento que después de toda aquella libertad, de todo aquel vuelo, de todas las historias maravillosas y de conocer el mundo, mi mamá quiso jugar a la casa. Esos desayunos la convencieron de sentar cabeza o, quizás exhausta de trabajar en el gobierno y luchar cada día por sacar a sus hijas adelante, quiso darse el lujo ya de que alguien la mantuviera; quiso regresar a esos recuerdos de primavera de cuando mis abuelos vivían, extrañaba tener el calor de un hogar; quería ya no dejar volar a aquellos hombres que la amaban pero no concretaban nada. Se quedó en recuerdos que la harían sonreír. Ahora, quería algo sólido. Será que la edad le indicaba que tuviera un amor concreto, presente; ya lo platónico lo había vivido a tope. Tal vez simplemente quiso probarse a sí misma que todavía podía conquistar con esa sonrisa a cualquier hombre.

Y realmente a cualquiera, ya que su ego no dejó que se detuviera a ver a qué clase de hombre estaba por conquistar. Siento que estaba en un medio laboral muy competitivo y la esfera más alta del sector donde trabajaba era Uriel Lavín. Era un hombre preparado y culto. Pretendía verse joven con un look de veinte años menos. Eso hacía que personas de mi edad lo encontráramos ridículo, ya que sólo reflejaba su angustia por no mostrar su verdaderos años. Mi mamá lo encontraba encantador: pelo largo, moto y se disfrazaba de seductor. Parte de ese personaje era el puesto que ocupaba, ya que aseguró que su éxito con las mujeres hubiese sido nulo sin aquel nombramiento de director general del banco.

Mi mamá se propuso conquistar al director, olvidándose por completo del hombre. Uriel tenía cuatro hijos de su primer matrimonio y una hija encantadora que había nacido fuera del matrimonio, causa por la cual se divorció de su primera esposa. No era un padre amoroso y se quejaba constantemente del fracaso de sus dos hijos varones; metidos en alcohol y en drogas —constantemente se veía obligado a pedir favores a amigos con puestos en la policía para poder sacar del reclusorio a su hijo menor por causas de abuso de sustancias. El enamoramiento de mi mamá comenzó cuando escuchaba que era un hombre muy culto, que tenía una ética impresionante, que no era corrupto, pero, sobre todo, que era inalcanzable. Vivía en un departamento con su hija mayor, Erina, la cual era linda, pero cargaba con millones de traumas de la infancia. Tenía un padre presente, pero nunca lo vio como padre protector. Tenía una mamá que se dedicó, a partir de su divorcio, a hablar del asco de ser humano que era Uriel.

Ese director traía una lista de traumas gigantes, por lo que mi mamá se disfrazó de la mujer maravilla y quiso "rescatarlo" y mostrarle a ese que había sufrido tanto y que se hacía víctima de su historia que la vida tenía matices encantadores, que ella pintaría su sonrisa de colores. Siento que ella desbordaba tanto amor y alegría que no le era difícil tratar de compartirlos con aquel que rebosaba odio y soledad. No sé qué tan consciente estaría mi mamá del precio que pagaría al enamorar a un hombre que no se quería ni a sí mismo.

La magia de esa sonrisa coqueta y retorcida lograba todo, y logró cazar al director seductor e incasable. Nos mudamos a una casa grande; su arquitectura era rara, por no decir chistosa. Era una casa en forma de un pasillo, las cuatro recamaras se encontraban al principio, a la mitad se llegaba a la cocina, después al comedor; junto a éste estaba la sala y, al final, la otra recámara, la cual daba al estacionamiento. Tenía mucha luz y dos energías completamente diferentes encontradas.

Éramos dos familias con filosofías distintas. Nuestros valores eran la convivencia, el amor, la familia. Los de los Lavín eran los animales, la soledad y el aislamiento. A mí me agradaba de vez en cuando platicar con Erina; estoy segura de que si la vida no nos hubiera puesto a vivir en la misma casa, jamás hubiéramos cruzado una palabra.

El hijo mayor de Uriel me caía muy bien; de hecho hasta lo quería. Era esotérico, estaba tatuado como muestra de rebeldía hacia el padre; me preguntaba, completamente sorprendido, que por qué una mujer como mi mamá se había casado con alguien como su papá. Ambos reíamos, sin decir palabras, por lo molesto que era vivir con aquel que era su padre y en ese entonces mi padrastro.

Cada vez que Uriel hacía una cosa desagradable, o grosera, o altanera, mi mamá salía en su defensa diciéndonos que lo entendiéramos, que Uriel había tenido una infancia sin amor, sin un hogar; que no sabía quién era su padre y que la mamá había quedado embarazada a los quince años; que entendiéramos que no era una mala persona, era alguien que había sufrido terriblemente. Nos contaba una historia, en tono melodramático, de que cuando Uriel era niño había encontrado a una rata en una vinatería y le había amarrado un listón, le daba de comer y le hablaba. Como la rata no podía salir, la convirtió en su mascota. Entonces, cada vez que Mónica observaba una conducta hostil de parte de Uriel, inmediatamente nos recordaba la historia de la rata. La historia nos causaba tristeza y, para ser sincera, asco; era una combinación extraña, pero tanto mi hermana como yo nos compadecíamos, le hacían tanta falta amor y afecto que en su búsqueda desesperada los encontró en una rata.

Cuando se casaron, mi hermana Ruth tenía sólo diez años y no tenía presentes las conductas bipolares de Uriel; pero a mí había algo que no me gustaba, que nunca me agradó. Nunca compartí la idea de que mi mamá se casara con él, pero siendo honesta, al igual que ella, lo justificaba con la historia de aquel niño sin amor que amarraba con un listón a una rata.

Entonces, en varios momentos donde se comportaba muy desagradable y su afecto sólo podía mostrarlo para los animales, me imaginaba a ese pobre niño. Además sabía reconocer que mi carácter no era nada dócil. El papel de los celos ya no tenía partida en esta relación. Yo ya era más grande y sabía lo importante que era el matrimonio para mi mamá. Por primera vez Mónica estaba encantada de vivir en pareja, como la señora de Lavín.

Me era vergonzoso ir a comer con ellos a un restaurante y ver el comportamiento que tenía: veía a todas las mujeres que se paraban al baño; volteaba y coqueteaba, no mostraba ningún respeto hacia mi mamá o hacia nosotras. Se comportaba de una forma seductora con las meseras. A mí los hombres que le hablan de "mi amorcito", "chiquita", "bombón" a la gente que está prestando un servicio se me hacen de poca categoría, pero en ese entonces podía dejar mi opinión de lado, pues me encontraba en la edad donde ciertas conductas eran muy molestas. Con el paso de los años me acostumbré a escuchar el "mi amorcito" para las meseras, las secretarias, las muchachas del personal doméstico, pero nunca me pude acostumbrar a la actitud seductora que tomaba con mis amigas, la forma en que las miraba y sus comentarios de señor rabo verde. Pasaron los años y eso era como un mal que cada vez se acentuaba más: entre más viejo se hacía, más joven quería presentarse ante mis amigas. Me daba mucha vergüenza que me dijeran:

—Es medio libidinoso el esposo de tu mamá, ¿no crees?

—¡No, no creo!

Y ahí estaba una vez más la historia del niño con su listón y su ratita. Se las contaba para ver si les causaba la misma lástima que a mí y para que entendieran que lo único que él pretendía era agradarles, y bajo ninguna circunstancia les estaba coqueteando. Hasta que un día una amiga extranjera que vivió un tiempo en la casa me contestó: "¡Qué asco!, además de libidinoso rabo verde se vende como víctima". Ese día entendí que sólo en nuestra cultura tratamos de justificar lo que nos incomoda del presente, haciéndonos mártires de nuestro pasado.

Una realidad es que su personalidad era agradable cuando bebía. Como esto lo hacía muy frecuentemente, entonces era el típico caso del alcohólico que socialmente es aceptado y sobre todo fomentado para que constantemente lo haga, ya que en su sobriedad causaba la misma repulsión que la mascota que tenía cuando él era niño.

A Uriel le encantaban las motos y Mónica le hacía segunda, como bien tenía consciente: si su pareja fuera torero, probablemente ella estaría toreando. Pero gracias a Dios a Uriel no le gustaban los toros, por lo que Mónica decidió comprarse una moto y hacer todos esos largos y divertidos viajes en carretera.

Bien recuerdo cuando en tono de mamá angustiada y autoritaria me dijo:

—Ay de ti, Moniquita, el día que yo te vea en una moto con un amigo… las motos son muy peligrosas. Son los perfectos donadores de órganos, tienes prohibido subirte a una.

De pronto, una noche se acercó mientras yo dormía y me dijo:

—Tengo que hablar contigo muy seriamente. Fíjate que a mí las motos me dan miedo, sobre todo si no sabes cómo maneja la persona con la que te subes y pues como siempre te he dicho, son peligrosas. Sigo pensando en lo mismo que siempre te he dicho, y como sé que es muy peligroso subirte a una moto entonces….

—¡Mamá! Dime qué es lo que me quieres decir.

—Lo que te quiero decir es que… es que… ¡sigo pensando lo mismo de las motos! Pero por eso decidí ser yo la que maneje una y comprarme una.

—¿Qué? ¿Cómo? ¿Qué estás diciendo?

—Sí, me compré una moto para ser mejor yo la que la maneja y no Uriel.

—Mira, mamá, eso sí no me parece. Una cosa es que le tengamos que aguantar sus malos humores y sus carotas a tu marido, por todos sus traumas infantiles, y otra es que te expongas a andar en moto. ¿Qué te pasa?

—Lo sé, pero lo voy hacer con mucho cuidado. Es sólo sentir la experiencia de manejarla. Nada más voy a Acapulco y regresamos al día siguiente.

—¿Qué? ¿Acapulco? ¿Te volviste loca? ¡Las motos son un peligro y más a la edad de ustedes! Me niego.

Mis palabras no tuvieron efecto. Hizo caso omiso y un día, en la carretera hacia Cuernavaca, iba dormida en el asiento del copiloto cuando escuché a mi amigo decir:

—¡Uff, qué motos! Ve eso… wow, mira eso, una chava güerita manejando.

¡Motos, chava güerita manejando! Abrí los ojos y era como un sueño.

—¡Esa chava güerita que acaba de pasar a no sé cuántos kilómetros es mi mamá! ¡Alcánzala!

Pero fue imposible. Ése era su ritmo en la vida: iba a todo lo que el acelerador le permitía, haciendo su camino, haciendo su

129

propia historia, dejando huella en los que la observaban pasar, sorprendiéndonos día a día de su sed por vivir.

Un día despertó y por vez primera no la noté feliz. La observé y en ese instante, al segundo de poner atención, me di cuenta de que su tristeza venía por culpa de Uriel.

—¿Qué pasa, mamá?

—Nada, Moniquita preciosa. Voy a ir a trabajar y si quieres comemos en la Condesa.

—Sí, mamá.

Llegamos a comer y sospechaba lo que iba a escuchar.

—Bueno, no sé cómo empezar. Es que...

—¿Qué hizo Uriel?

—Descubrí que tiene una amante; pero lo que más me sorprendió es que es Ana, la niña que trabaja con él en su oficina, la que ha llevado a comer a la casa...

En ese momento se me revolvió el estómago.

—¡Pero es imposible, mamá! ¡Ana es mucho menor que yo! Guácala...¡Qué sucia! ¿Cómo puede...? Eso no puede ser. Uriel tiene los dientes amarillos, casi verdes, la piel la tiene arrugada y le cuelga, se le ven los huesos de lo flaco que es. Se quiere ver joven, pero es un viejo decrépito —en eso me di cuenta de que estaba hablando de su marido, me llevé la mano a la boca y con las cejas alzadas no supe cómo componerlo, cómo pedirle perdón.

Hubo unos segundos de silencio y, al cruzarse nuestras miradas, las dos soltamos una carcajada. Era evidente que me había salido del corazón y ya componerlo era imposible. Pedirle una disculpa estaba de más ya que le había dado una descripción fenomenológica de su marido.

—¿Cómo puede ponerte el cuerno, mamá? Si estás espectacularmente joven y bella.

—El matrimonio, Moniquita, después de cierto tiempo llega a un nivel donde la pasión se acaba. Se convierte en algo laborioso, se pierde el deseo, la rutina hace que se muera cualquier tipo de deseo sexual. Puedo entender la teoría y me duele porque estos años he estado entregada. Pensé que podía o ya era momento de ser una buena esposa. Aunque sí sé que no es el hombre más atractivo, me gusta cuando platica, me gusta lo que sabe, lo que ha leído.

"Lo que me duele de esto no es que haya sido infiel; podría pasarlo por alto y entender el porqué, pero lo que me duele es que haya sido capaz de meterse con una chava mucho menor que sus hijas, mucho menor que mi hija. Eso es algo que no puedo perdonar.

—¡Obvio no tiene escrúpulos! ¿De qué te sorprende? ¿Nunca viste cómo miraba a mis amigas? Pero termina de contarme la historia de Uriel y Ana.

—Noté cambios muy drásticos en su conducta. Comenzó a comprarse ropa nueva, más moderna, empezó a usar loción de las que usan tus amigos. Empezó a irse a las camas de bronceado.

—¿Y por qué no fue al dentista? —y, una vez más, lo que podía ser un tema muy desagradable y doloroso se convirtió en un tema de risas—. Mamá, es en serio, fuera de broma, ¿le has visto bien los dientes? Dime, por favor, que ya no lo besas.

—¡Moniquita, por Dios!

—Lo mismo digo yo, ¡por Dios! ¿Cómo puede irse a una cama de bronceado y no ir a hacerse una limpieza dental? Okey, okey, mami, prometo ya no interrumpir.

—La verdad es que cuando empezó a llevar a comer a la casa a Ana, lo primero que me imaginé era que le gustaba impulsar a sus alumnas. Pero día a día empezó a hablar más de ella y a hacerme comentarios muy positivos sobre ella y de su talento y de lo maravillosa que era como alumna, que pensaba llevársela para que trabajara para él. En ese momento empezó a molestarme, pero al recordar la edad de ella me hacía pensar que si yo lo veía grande, ella lo tenía que ver muy viejo.

—¡Claro que lo ve viejo! ¡Eso es prostitución!

—Vi los mensajes de Uriel, me dolió ver la historia de amor que tiene con la niña. Los mensajes pasaron de un término sexual a un grado amoroso, donde los dos se juran amarse por siempre y él le jura hacer todo lo posible para estar junto a ella.

—A ver, mamá, no te compres la historia. Uriel encuentra en Ana esa juventud que desesperadamente, al no tenerla ya, lo aniquila. Y Ana encuentra en Uriel una forma de vida mejor a la que tiene o puede llegar a tener aun trabajando. Segura y te lo firmo que Uriel le da dinero, de lo contrario la niña esta no podría meterse con un señor en las condiciones de Uriel.

Inevitable era que el estómago se me revolviera. Me daba coraje que tuviera a una mujer tan maravillosa a su lado, no la aprovechara y prefiriera jurarle amor a una chava de otra clase social, aprovechándose de su situación para tenerla a su lado. El precio de Ana era que por interesada tendría que venderle amor a un viejo. Su costo era alto y lo pagaba al tener que besarlo. Pero ésa era la historia, ésa era la realidad y eso era lo que a Mónica la hería todas las noches: tener a un hombre que llevaba trece años junto a ella y no la deseaba ni la volteaba a ver.

Me cansé de decirle que estaba más bella que nunca, pero su ego se aferró a que sólo él fuera quien pudiera levantarle la autoestima femenina, sexual, sensual. Aunque JJ de pronto se aparecía y le decía que la encontraba más bella que nunca, ella parecía que no lo escuchaba. Aunque había más de uno que estaba apuntado y dispuesto a todo, ella seguía aferrada a la idea de que su abogado con look de chavito tenía que verla. A tal grado que hasta Luis, primo hermano de Uriel, no se cansaba de decirle que su primo era un imbécil al tener una esposa tan espectacular a su lado y no valorarla. Pero Mónica hacía todo lo posible por gustarle más a su marido, por agradarle más, por ser más linda, y ése fue su gran error.

Hasta que por fin me dijo:

—Vamos, por favor, a ver al mismo abogado que me divorció de Bene.

Fuimos a visitarlo, y en el camino se quejaba de una bolita en el pecho y de que se le inflamaba el brazo derecho.

La situación para Mónica se había convertido en una situación insoportable. Muy a su pesar, fuimos a ver al abogado. En el camino notaba su nerviosismo. Era un hecho que en su primer divorcio era su alma la que le pedía a gritos libertad, por ser una joven pasional que necesitaba vivir antes de entregarse a las cadenas del matrimonio. En el segundo intento hizo lo posible por jugar a la casa y formar ese hogar, el cual ya su alma anhelaba. En el tercero sacrificó todo por retenerlo, por conservarlo, por conquistarlo y éste sí lo vivía como un fracaso. Sabía que no se podía obligar a que alguien la amara;

también había una estabilidad económica que no quería perder, pero Mónica, en el fondo de su corazón, sabía que era más importante ahora su estabilidad emocional.

Llegamos con el abogado y le comentó la situación. Como buen abogado exitoso y narcisista, le dijo que la profesión de Uriel y el puesto que tenía no le daban más que incentivos para obligarlo a cumplir con sus responsabilidades. Le explicó que la ley la protegía y que iba a quedar completamente cubierta su economía, derivado de los años que estuvieron juntos, que no se preocupara en lo absoluto, nunca había perdido un caso y no sería la primera vez.

En efecto, no podía obligarlo a que la amara, pero sí podía hacer que cumpliera con sus obligaciones como exmarido. La reunión con el abogado la dejó tranquila, pues al menos la parte económica iba a quedar resuelta. Para suavizar la situación, platicábamos rumbo a casa la opción de un cuarto marido; fantaseábamos que sería piloto para que no nos molestara todos los días, sonaba prometedor y además le daba un toque de esperanza a su situación.

Pero llegó la tarde del jueves donde todo el panorama cambió, donde la vida de mi mamá se puso en pausa, donde la ilusión del cuarto marido ya parecía algo imposible. Al llegar la enfermedad de mi mamá, Uriel decidió quedarse; ya no viviría esa relación como su segundo divorcio o su segundo fracaso, ya lo viviría como el viudo desamparado, tratando de causar la misma lástima que causaba cuando contaba que de niño su mascota era un ratón.

Pero al licenciado le fallaron los cálculos. En efecto, estadísticamente era para que mi mamá, en la etapa IV de la enfermedad en que se encontraba, hubiera muerto a los seis meses. Para entonces Uriel se veía como aquel pobre viudo al que el cáncer le había quitado de sus manos a su joven mujer, llena de vida y de planes inconclusos. Ya no sería aquel divorciado por infiel por segunda ocasión. No, ahora sería el viudo y todo mundo le daría el pésame. Él cerraría los ojos, estrecharía la mano y asentiría con la cabeza la profunda pena de haber perdido a su amada esposa. El tiempo mostró su verdadera intención, y esa manera de penetrar en la sociedad como víctima fue la que yo en particular encontré terriblemente cobarde: ni siquiera en esos momentos tuvo el valor y la humildad de decir adiós como un verdadero hombre. No, él ya había hecho su plan y no se vendría abajo por ningún motivo; entonces decidió quedarse y hacer una guerra silenciosa contra ella, mostrándose como un verdadero caballero ante los demás. Su frustración del día a día hizo que fuera tomando fuerza y se empeñara en que mi mamá se diera por vencida. Trató hasta al cansancio que yo tirara la toalla; hizo cosas vergonzosas y se convirtió en la peor metástasis de mi mamá.

Se acercaba a mí de un modo maquiavélico, y digo ese término por la simple razón de que su intención no era auténtica, tenía fondo, y no le preocupaba mi cansancio ni mi estrés o mi matrimonio. Lo que a él le molestaba era que cuando él le cerraba una puerta a mi mamá, yo se la abría. Yo le daba toda la fuerza que él quitaba, y mi fuerza era mucho más poderosa, ya que era con amor.

Una noche, durante una cena en su casa, a mi mamá le costaba trabajo agarrar el tenedor, ya que estaba tomando una quimioterapia que se llama Xeloda y una de las reacciones secundarias de ese medicamento es que la piel de las palmas de las manos y la planta de los pies comienza a caerse. Mi mamá no podía tomar un tenedor. Con esfuerzo, y haciendo sus chistes, trataba de agarrar los alimentos con la boca directamente del plato. Uriel rompió el silencio diciendo:

—No puede ser, Mónica, ahora sí te veo fatal. Ya perdiste el pelo, las pestañas, las cejas, ya estás perdiendo la piel, ¿qué te falta perder, tu dignidad? Mejor retírate. Si yo estuviera en tu lugar, no me dejaría matar de esa manera, me tomaría un té y creo que estaría mejor.

Son palabras que todavía retumban en mi corazón, pero él sabía que tenían efecto en mi mamá. Mi mamá volteó a verse en el reflejo de la ventana y vio a la mujer que él describía, cansada, que había ya perdido el pelo, las cejas, las pestañas; que no podía caminar y cuyas manos no podía ni mover por estar completamente quemadas. Su mirada fue de compasión ante ella misma. Esa imagen a él le mostraba una mujer que había perdido la dignidad y a mí me mostraba una mujer que había encontrado la fórmula para nunca ser derrotada.

Mi mirada fue de consuelo hacia mi mamá, y ella cerró los ojos en señal de agradecimiento. Acto seguido, me senté en el piso y le tomé los pies con mucho cuidado, untándole una clara de huevo para que bajara el ardor de la piel. Recordé una frase de Nietzsche y se la susurré al oído en forma de secreto: "Lo que no te mata te hace más fuerte". Sonrió, y con el codo tocó mi cara haciendo una caricia.

Ahí supe que él, de hecho, sí se tendría que tomar un té en lugar de someterse a un tratamiento de quimioterapia, pero no por perder la dignidad, sino por la simple razón dc que no habría nadie a su alrededor que por amor le curara los pies. Supe que la derrota física de mamá acentuaba su fortaleza espiritual y él, ante eso, no podía. Esa fuerza hacía que él se asfixiara en su propia historia. Ahogaba con cualquier pretexto sus penas hasta quedar completamente dormido, y el volumen de la música era una muestra de que no soportaba escucharse a sí mismo.

Ese día me dio mucha fuerza para seguir adelante y me di cuenta de que cuando tienes cinco hijos y ni uno de ellos te ama, entonces sí es necesario tomarse un té. La quimioterapia no es para todos, pues requiere de un apoyo familiar amoroso, donde los cuidados no sólo son aprendidos o registrados. Cuando el ser amado está en tratamiento, sólo el amor es lo que nos hace percibir la necesidad del otro.

La guerra silenciosa de Uriel seguía sin dar marcha atrás; era cansado y fastidioso tener que verlo después de un día completo en el hospital, escuchar sus quejas, sin dejarla un minuto en paz. Ni siquiera se detenía a preguntarle, por cortesía, cómo estaba, si tenía náuseas, si estaba cansada. Nada. Su egoísmo sólo hacía que preguntara dónde había quedado la corbata azul que se había mandado a la tintorería, o que por favor se diera cuenta de que los cuellos de las camisas no estaban bien planchados. Llevábamos nueve horas de estar en el hospital y llegar a escucharlo era peor que estar en la quimioterapia. El cansancio ya era agotador como para tener que pensar en cómo defendernos de Uriel.

Yo dejaba a mi mamá ahí y me iba a mi casa con una pena de no poder quitar a ese hombre de su lado. Siendo sincera, hoy me pregunto cómo no le dije algo. Insultarlo estaba de más, no tenía una mamá que le importara, dudo mucho que recordársela sirviera; decirle algo de sus hijos era irrelevante, ya que si le hubieran importado hubiera hecho algo al respecto.

Cuando conoces a un hombre vacío es terrible, ya que no tiene empatía hacia ninguna situación, no tiene compasión ante él mismo, y su amargura y dolor los quiere ver reflejados en los otros, para al menos así sentirse menos frustrado. La felicidad de mi mamá le quemaba, el amor que le teníamos a ella hacía que él cada vez la odiara más y más. No sé si era miedo o una gran apatía a no querer cambiar las cosas, o ambas, pero yo le guardaba respeto, pues mi mamá, sin decir una sola palabra, me lo suplicaba con sus gestos. Sin decir nada, por respeto a su cansancio y a su tranquilidad, lo tenía que saludar y preguntarle "¿Cómo estás?", cuando en realidad me importaba un cacahuate lo que hacía o cómo estaba. Pero hasta a él lo tenía que soportar, escucharlo hablar de política, de cáncer, de las muchachas y de sus motos.

Tuvo que notar mi esfuerzo para escucharlo y quedarme parada frente a él, y mientras hablaba de lo que fuera, yo me lo imaginaba besando a Ana, y me daba una curiosidad enorme preguntarle si no se había dado cuenta de su dentadura. Si a mí no me importaba nada y hacía un gran esfuerzo por escucharlo, me pregunto, ¿cómo pudo ella, después de quimioterapia, sintiéndose tan cansada, mareada, con dolor y tan mal, soportarlo? Pero lamentablemente eso sucede en la vida, y sobre todo en enfermedades como éstas, que son largas y para las que se necesita cierta estabilidad económica y emocional. Y lo pondría entre comillas todo porque por dentro está pasando tanto y es tanto lo que el mundo del cáncer llega a tirar que se comienza una dinámica donde no te das cuenta, pero soportas cosas que parecen imposibles de soportar.

Hoy sin ese miedo, sin ese estrés, pienso que hubiera sido tan diferente, tan rico, tan maravilloso, tanto más fácil si él no hubiera estado. Sé que la historia no se puede modificar, y que por él supe que existen personas que son peores que el cáncer; que en el ser humano está la grandiosidad de extender una mano para ayudar al otro, pero también está la posibilidad de extender la mano para asfixiar al otro.

Aprendimos a vivir con una enfermedad que con su paso iba invadiendo, desplazando y destruyendo al igual que Uriel. La quimioterapia contra Uriel eran las carcajadas que teníamos al recordar cómo le gritaba a una gatita "Conchaaaaaaaa", y cómo la historia no es modificable. Saquemos los momentos "positivos" que gracias a Uriel vivimos. En efecto, "positivos", entre comillas, ya que eran momentos donde comenzó su guerra, la cual hacía ya descaradamente. Dejó de ser silenciosa y pasó a ser cínica. Nos vimos en la necesidad de hacer algo al respecto Chila, la mejor amiga de mi mamá, mi hermana Ruth, mi mamá y mis amigas; sólo de recordarlo es inevitable que la risa nos acompañe.

Hoy lamentablemente no podemos hacer nada al respecto, más que entender que muchas veces, aunque uno no pueda quitar las metástasis de la vida, aprende a vivir con ellas. Ejemplo de esto es una gatita que llegó a la casa en manos de Uriel. La acariciaba y la mimaba y le hablaba tan lindo que cualquier persona que lo hubiera visto hubiera jurado que el señor era un encanto. La gatita era bonita, pero mi mamá tenía contraindicado animales en casa debido a que la quimioterapia tenía una reacción de alergia contra el pelo de los animales. Ya había tres perros: un bernés de la montaña, hermoso, y con su ternura nos conquistaba a todos; un golden retriever, que era muy juguetón —recuerdo el día que lo bautizamos: estábamos en la sala mi amiga Mariana y yo estudiando para un examen de patología y llegó Uriel para regalárselo a mi mamá. Estaba en la etapa de conquistarla y era tan diferente, tan caballeroso, y aparentaba ser un hombre cuerdo. Entonces comenzamos a jugar llamándole Freud, Maslow, Nietzsche, Pavlov y el perrito no nos hacía caso; cuando de pronto gritamos Dalí y reaccionó. Se le quedó el nombre de Dalí—; también había una hembra, ésta era una perrita callejera que se llamaba Chiluca, la había encontrado Erina al salir del bar La Chiluca atropellada, y así se le había quedado. Erina la amaba, dormía con ella, se bañaban juntas, le daba besos. Nunca entendimos, pero desde que se casó olvidó por completo el amor que le tenía a Chiluca. Era como si la perrita en una época hubiera cubierto su falta de amor y ya tenía con quién remplazarlo. Más adelante llegó otra perrita callejera a la que nombraron Lucrecia; en pocas semanas ya estaba dentro de la casa. Se supone que no tener mascotas ya era un tema familiarmente hablado, y de pronto había cuatro perros adentro de la casa. Se tenía que hacer algo urgente, la cantidad de pelo que soltaban causaba mucha alergia.

Entre todos nos las ingeniamos, y como la casa era un pasillo enorme pusimos rejas para que no pudieran pasar a las recámaras y se quedaran antes de llegar a éstas. Pero Uriel, que era el defensor y abogaba por ellos, daba la causalidad de que no levantaba ni una sola popó ni limpiaba la pipí. Eso hacía que hubiera un olor insoportable en el estacionamiento. Evidentemente era mi mamá la que tenía que limpiarlas; y si casualmente se le olvidaba darle de comer a los perros, era mi mamá la que les daba. Esa parte iba más allá de mis posibilidades. Me molestaba que lo hiciera, uno, por el abuso de Uriel, quien sabía de la situación y le daba igual, y dos, porque yo me esforzaba por cuidarla y él no ponía de su parte. Esa sumisión que le tenía era la que hacía que me doliera el estómago.

Socialmente es muy diferente cuando se enferma de cáncer un hombre que una mujer. Es un fenómeno cultural impresionante. En la mayoría de los casos, las mujeres con cáncer se someten a la pareja con una conducta sumisa, como agradecimiento de que él ha permanecido junto a ellas. En cambio, el hombre de la pareja exige que se le atienda a un nivel de convertirlas en sus esclavas. Lo que menos necesitaba la casa de los Lavín Salmón era un gatito, pero ahí estaba Uriel, con su sonrisa de lado. "¡Les presento a Concha! Pobrecita de mi gatita, tiene hambre; vamos a darle lechita." Le ponía un platito de la vajilla de mi abuela para darle leche a Concha. Yo no podía dar crédito. En cierto momento llegué a pensar que era una broma de muy mal gusto.

—¡Mamá! ¡Dime que esto es un sueño, que no está pasando! ¡Que tu marido no puede ser así de malo! ¡Dime que es broma lo que acabo de ver!

—No sé qué decirte, es muy vergonzoso ver su comportamiento. Entre más bajo se comporta más pena me da por él. ¿Te imaginas el dolor que ha de tener por dentro?

—Perdóname que te lo diga, pero llevas diez años justificando su dolor, mamá. Ya me vale, ya no me importa que haya sido no deseado, abandonado, rechazado, malnacido y que haya tenido una rata de mascota, ya no me importa lo que fue. Hoy es un hombre malo, libidinoso, malintencionado, hipócrita y, sobre todo, cobarde.

—Lo sé, Mokanita, ¡lo sé!

Temblando ante tal acción, me rebasó y quebró mi paciencia: hizo que rompiera en llanto sin poder controlarme. Le grite a mi mamá:

—¿Cómo se atreve, mamá? ¡Dime cómo se atreve! Más bien, ¡¿por qué lo dejas?! Es tu casa, no te está haciendo ningún favor. Es más, él vive aquí porque tú quieres; el abogado dijo que lo iba a sacar. Lo puedes sacar y que se largue de nuestras vidas, que se vaya con todos sus traumas a vivir con las ratas. Al darme cuenta de que estaba gritando, me limpié las lágrimas con las mangas de mi suéter, levanté la mirada y vi los ojos de mi mamá, y abajo de ellos estaban unas ojeras que marcaban un cansancio que apenas le permitían estar sentada.

En eso supe que ella también lo quería fuera de su vida, que era lo que más quería, pero ya no podía más. Estaba luchando y toda su fuerza se la llevaba la batalla contra el cáncer. Ya no quedaba más que torear a Uriel y tratar de encontrar un poco de paz no correspondiendo a agresiones.

Hacía una semana habíamos puesto una reja para que al menos las recámaras quedaran libres de los perros. Esta reja hacía que no se pasaran a la cocina y, de este modo, se pudiera tener un espacio sin pelo.

—¡Es evidente, mamá! ¡Le urge ser viudo! ¡Hasta para ser hijo de puta se necesita tener estilo! ¡No puede ser así de descarado!

—Tranquila, Moniquita. Entiendo tu frustración. Yo voy hablar con él. Espero que entienda que no es por molestarlo, es porque me hace mucho daño el pelo de las mascotas.

—Mamá, te tengo una noticia, ¡ya lo sabe! Todos en esta casa ya lo saben, hasta las muchachas que duran menos de dos semanas por los cuatro perros que tienes ya saben que no puedes tener animales junto a ti. ¡El que lo hace por molestar es él!

—Moniquita, no sé cómo le vamos hacer, pero te juro que se va a solucionar. A la mañana siguiente la tos iba peor, los bronquios se le cerraban constantemente y la dosis de cortisona era cada vez mayor. Le llamé por teléfono al doctor Villalobos y le conté que le habían llevado un gato y su respuesta fue: "Eso es inaceptable. Tener un gato en casa va a empeorar el cuadro bronquial".

Ya habían pasado diecisiete días y el amor por Concha iba en aumento; ya dormía con ella, la cargaba por todos lados de la casa. Orgulloso, la acariciaba, pero no acariciaba al gato, acariciaba su antídoto contra nosotras. Se sentía victorioso, su triunfo le daba mayor arrogancia a su comportamiento y entre más contento se sentía de saber que nos estaba haciendo el camino más difícil, más mostraba sus amarillentos y verdosos dientes.

Bajo un control total y absoluto le pregunté:

—¿Sabías que a mi mamá le hacen mucho daño los gatos?

No hubo respuesta, ignoró mi pregunta y prosiguió hablándole a Conchita, como si yo no hubiera estado presente. Tomé aire y continué, a pesar de su falta de respeto.

—Uriel, el doctor Villalobos dice que bajo ninguna circunstancia, con el medicamento que mi mamá está tomando, puede tener gatos. Eso sólo empeora el cuadro y la tos que tiene no se le va a quitar nunca. Te pido de favor que hagamos algo, pero que la gata ya no entre a la casa. Vamos hacer el intento, lleva diecisiete días con tos y cada vez está peor, ¿qué te parece si hacemos el intento una semana para ver si la tos disminuye?

—Mira, Mónica, a estas alturas a tu mamá le da alergia todo. Entonces pues yo soy de la idea de que es mejor acostumbrar al cuerpo.

Sólo el amor tan grande que le tenía a mi mamá pudo lograr que me contuviera, él sabía que me estaba ganando; la acariciaba con mayor fuerza y supe que lo estaba haciendo realmente feliz.

—Uriel, mi mamá no tiene vibrisas, o sea, los pelitos de la nariz ya no los tiene. La quimio no sólo tira el pelo, las pestañas, las cejas, sino cualquier vello del cuerpo. Ya no los tiene, entonces el pelo del gato es muy delgado y no tiene protección para que no entren. Estaba dando mi explicación cuando se levantó de la mesa cargando a Concha y diciéndole:

—¿Quién la quiere? ¿Quién la quiere? ¿Quién es la más bonita?

Así se fue alejando del comedor, así fue deteniendo en sus manos a aquella que nos estaba aniquilando. En ese momento me invadieron unas ganas de llorar; me había ignorado, se había levantado y me había dejado hablando sola. Él sabía que había hecho un esfuerzo monumental para inclinar la cabeza y dirigirme a él con respeto y paciencia. Nada de lo que le había dicho le había importado, nada de lo que causaba el gato le interesaba, sino todo lo contrario. El efecto de derrota lo disfrutaba por tener el simple don de que su presencia hacía tanto daño, sin hacer absolutamente nada malo. Sentía el calor de mis venas, en el vientre se concentraba el impulso que ardía al no dejar salir, al frenar aquella sensación provocada en mí. Tenía que controlar aquel odio infinito hacia aquel que todos los días me obligaba a bajar la mirada y me daba asco, me provocaba náuseas tener que decirle "buenos días". Veintiún días habían pasado ya y no se había hecho nada, las cosas seguían peor, mi mamá ya usaba cubrebocas para poder ir a la cocina.

Ella habló mil veces con él, le escribió una carta pidiéndole que de favor se llevara a Concha. El tema del gato se discutía en el hospital, en mi casa, en todos lados; los días pasaban hasta que llegué a mi límite —que hoy, en retrospectiva, sé que fue demasiado, pero estaba ella, estaba su cansancio, estaban sus palabras de por medio y estaba un respeto que no podía pasar por alto—. Me levanté decidida a terminar con el problema, no sin antes consultarlo con ellas. Llegué a la casa y ahí estaba Concha, recordándonos la presencia repugnante de su amo. Se paseaba con la misma soberbia, y la decisión fue tomada.

—¡Concha se va de la casa!

—¿Qué dices, Mokanita?

—Que la debilidad de tu marido es tan grande que se tiene que esconder como aquella rata a la que cuidaba. ¡Mustio, hipócrita y cobarde!

—Okey, me parece bien. Estoy de acuerdo, pero ¿qué le vas hacer a la gatita?

A mi mamá le daba nervios la reacción de él; me podría atrever a decir que hasta miedo, no lo sé, y chance ya nunca lo sabré; pero a mí me daba una alegría incontenible y esa alegría no era nada más mía, la compartía con los perros. No sé por qué pero ellos sabían que ese día Concha se iría.

—Conchita, ven —y Conchita también sabía que ese día se iba.

Corrió al despacho de Uriel. Llegó mi mamá, con miedo o sin miedo, pero nos ayudó llevándonos el canasto de la ropa sucia. Me provocó ternura y risa.

—Aquí la vamos a meter.

Se veía emocionada, a tal grado que no traía el cubrebocas puesto. Ruth la comenzó a llamar y yo la trataba de agarrar, pero era algo curioso que yo no pudiera agarrar a ese gato; lo único que había que hacer era cargarlo y meterlo al coche.

Yo trataba de agarrar a Uriel y sacarlo de nuestras vidas. Se hacía pipí en sus libros de derecho, era un olor asqueroso. Los perros se ponían en la ventana ayudándome para que no se fuera a salir. Le gruñían, le ladraban. Hasta que vi la mirada de mi mamá, lo que no se iba a poder en ese momento se pudo. La pusimos en el canasto y nos la llevamos, entre risas y nervios; la llevamos lejos, lejos, lejos, para que no escuchara los gritos de desesperación que estaba completamente segura que Uriel iba a dar.

Mi preocupación principal era la tos, no Uriel y, efectivamente, la tos se fue con aquella gatita, lejos, lejos.

Llegaba Uriel y nos preguntaba:

—¿No han visto a Concha? —y le gritaba en la ventana, y se subía a la azotea para ver si la veía.

Todos estábamos encantados; hasta los perros ya dormían tranquilos y yo también. No puedo negar, y tengo que confesar, que cada vez que le gritaba corría por mis venas una sensación de bienestar. Ya no era esa energía que contenía ahora. Lo que contenía era una risa que hacía que nos metiéramos al baño de mi hermana mi mamá y yo. Nos tapábamos la boca para que no fuera a escuchar nuestras carcajadas. Era nuestra travesura, era un placer poder verla reírse de su situación y era aprender que, por más difícil que la vida nos ponga el escenario, siempre habrá forma de encontrar una solución. Estoy segura y puedo apostar que él sabía que yo tenía algo o mucho que ver con la desaparición de Concha. Pero sentada en el mismo lugar donde me dejó hablando sola de la situación, lo observaba gritándole por la puerta del jardín. Le gritaba y me veía con odio, me hacía caras, y en eso me di cuenta de que Concha y yo compartíamos algo en común: podíamos hacer daño con nuestra simple presencia, sin necesidad de hacer nada malo. Y no tuve otra opción más que ser ahora yo la que se levantara y lo dejara solo con su desesperación.

Juro que me tuve que levantar porque estuve a punto de decirle: "Deja de gritar, no te va a escuchar por más que grites. Yo soy de la idea de que, como ya no te va a escuchar, te acostumbres a estar sin ella".

A la semana estábamos cenando y Uriel dijo:

—Estoy de muy buen humor.

Cabe aclarar que en la mesa él no hablaba, seguro era uno de sus traumas infantiles que su mamá nunca comió con él o que su rata se comía su comida; lo que fuera, a estas alturas y con esa actitud, ya no me interesaba, porque a la hora de los alimentos era un verdadero grosero. No hablaba y se ponía a leer el periódico. Si nosotras hablamos nos decía "sssshhh". Pero en esa cena nos sorprendió diciendo:

—¡Creo que Concha ya regresó!

—¿Qué Concha? —mientras sentía la mirada penetrante de mi mamá yo tomaba el vaso y le hacía ojos de que no era posible, era prácticamente imposible.

—Mi gatita. Hoy en la mañana escuché a los perros ladrar y me asomé y la vi en la barda del jardín.

—Por eso ladraron todo el día los perros.

Él estaba contento y convencido, y los perros habían ladrado. Yo no lo podía creer. Sin embargo, me preguntaba cómo era posible que hubiera encontrado la casa de regreso.

El silencio invadió la mesa, se me había ido por completo el hambre. Mi mamá lo rompió diciendo:

—¿Dónde estará? ¿Alguna idea de por qué no ha pasado?

—No —contestó mirándome fijamente con una ceja levantada y sus arrugas en la frente.

Se me quitó el hambre y quería levantarme a decirle a Ruth que Concha había regresado, que no la habíamos dejado lo suficientemente lejos. La cena se hizo eterna y después de decir eso comenzó a chiflar. En la mesa, cenando, el señor abogado con un gran puesto chiflaba, ¡en la mesa!

Al día siguiente llegué temprano para irnos a la quimioterapia. Ahí estaba gritándole a Concha, y esta vez no me dio risa. Yo también la buscaba, para ver ahora cómo diablos la iba a agarrar. Cuando de repente la vi antes que él, no pude hacer otra cosa más que decirle:

—Uriel, ahí está Concha.

Se lo dije, ya que era un verdadero logro para Concha haber regresado a la casa. Cuando la vi me quedé helada, pero reconocí que tenía un mérito. Al decirle me miró con la ceja levantada pero con mucha sorpresa y sonrió diciéndome:

—Les dije que había regresado mi Conchita.

Tal vez quizá sólo en ese momento se le quitó la duda sobre si yo tenía algo que ver en la desaparición de Concha. Pero para nuestra sorpresa, ¡no era Concha! Era el gato de la vecina que, en efecto, era idéntico a Concha. Eso confirmaba que sí estaba lejos la que tanta alergia le provocaba a mi mamá.

Pasaron cinco meses y la situación era peor: Uriel se había puesto como meta ser más dañino que el cáncer y lo estaba logrando de una manera impresionante. Cada día su arrogancia, su presencia, su modo y sus formas eran peores que cualquier cosa. Se acercaba la cirugía más importante de mi mamá; le tenían que quitar un tumor de diez cenímetros que se encontraba en la pleura del pulmón; el tumor estaba completamente necrosado y no la dejaba respirar. No había otra solución más que extirparlo.

La doctora Gerson y el doctor Villalobos decidieron quitarlo y nos dijeron que las probabilidades de que mi mamá saliera con vida de la cirugía eran del cincuenta por ciento. En ese ínter, Uriel decidió que era momento de que se separaran, pues su novia-amante le había pedido vivir con él, entonces le pidió que por favor buscara un lugar dónde vivir. Claro, la casa les correspondía a ambos, pero mi mamá ya estaba en otro nivel, entonces le correspondía a él. Mi mamá no tenía la fuerza ni siquiera para poder levantarse de la cama al baño y él se había atrevido a pedirle que se mudara de la casa, porque ya no quería que su amante tuviera tantas dudas y celos al respecto.

Me llamó y fue la primera vez que la escuché llorar. No era por la enfermedad, no era por el cáncer ni por el tumor que le había invadido los pulmones, era porque no podía creer la clase de ser humano con el que estaba. No era momento para decirle "¿Ves? Te lo dije", pero sí lo pensé; qué bueno que por fin se daba cuenta del asco de persona con la que vivía: un hombre sin escrúpulos, sin corazón y con un alma completamente negra. Ésa era la descripción más acertada de Uriel. Pero dentro de lo que cabe, no era una mala noticia.

—Mokanita, ¿cómo le voy hacer? No tengo fuerzas ahora para levantarme al baño.

Al principio me invadió un coraje enorme, pero después vi lo maravilloso de su idea. Buscar un departamento quería decir que no teníamos que volver a verlo, y eso era la mejor noticia del mundo. Eso quería decir que no iba a tener que bajar la mirada para no ver su cara de viejo libidinoso. Eso quería decir que no iba a tener que soportar sus groserías, sus malos tratos, su maldad, pero sobre todo su olor, su presencia. Eso quería decir que Uriel se iba de nuestras vidas, y era lo mejor que nos podía pasar. Me invadió una energía incontenible. Me entró una esperanza de vida, de fuerza; eso la curaría: no estar frente a la peor metástasis, y podría traerle grandes resultados a su salud. Fui por ella y la hospedé en el hotel Camino Real junto con Ruth y mi hija Moni. Pasaron cuatro días espectaculares donde la orquesta de la vida sonaba diferente. Ya no estaba Uriel y la vida tenía otros sonidos.

Lo imposible fue posible. Vi veintitrés departamentos en dos días. Parecía absurdo, parecía irreal, pero se pudo. En dos días la instalamos en uno que tenía un río en la parte de atrás, con una vista hermosa. Uriel, como era de esperarse, no nos dejó sacar muebles; con decir que hasta la cuna de mi hija se quedó. Pero eso ya no era importante; lo triste fue que nos quitó a los perros. Lo demás eran cosas materiales, que no sé con qué fin, con qué hambre se las pudo quedar, cuadros, muebles, juguetes de mi hija, ropa de mi mamá, cosas de la cocina. Creo que sus orígenes de miseria de la infancia lo hicieron querer despojarnos de todo. En fin, le teníamos que agradecer que por fin había hecho algo sensato: se había ido y no importaba si se quedaba con todo, lo que importaba era que ya se había ido de nuestras vidas.

Entró al departamento y había un hogar esperándola, había un lugar sostenido por el amor y no por el miedo. Ya no había esa energía negativa; ahora el canto del río era el recuerdo de la paz de tantos años. Se quedó sorprendida de haber olvidado lo que realmente era un hogar. Respiró y tuvo una sonrisa que no podía contener.

—¿Por qué no hicimos esto hace años?

Desafortunadamente yo sentía lo mismo. Cómo lo pudimos soportar tanto. Brindamos por lo que habíamos soportado, nos había dado el síndrome de Estocolmo: agradecíamos al secuestrador de nuestra paz sus ratos agradables.

Nos reímos y gozamos brutalmente el estar en casa sin su presencia. Ya podíamos hablar normal, sin temor a ser escuchadas. Uriel Lavín había llegado al punto final de nuestra lucha y habíamos ganado una batalla; ahora venceríamos las otras metástasis.

Salió de la cirugía. Recuerdo que, sin pensarlo, corrí todo el pasillo al ver salir al doctor Padilla. Lo miré a los ojos y me dijo sonriendo que estaba viva, que había aguantado una cirugía de caballo. Le tomé las manos, las besé, y mis lágrimas de felicidad las cubrieron. Le dije "gracias a Dios"; me respondió "gracias a mí".

Y en ese momento me reí y moví la cabeza de arriba hacia abajo, sonriendo con millones de sentimientos.

—Sí, gracias a ti, que eres un artista de vida.

Había esculpido un organismo con tal delicadeza que si algo fallaba no se rompía la escultura, si algo fallaba se moría la paciente. Después de diez días de internamiento, de dolor, de sufrimiento, de medicinas y de noches sin dormir, regresamos al departamento y había un hogar esperándonos por seis meses para comenzar el tiempo que se había perdido por la presencia de Uriel. Esa noche mi mamá durmió tranquila, tan tranquila que en sueños Maupassant le susurró al oído una carta dirigida a ella que decía:

> *El dolor de caminar sobre mis propios pasos para cambiar el pasado es inútil, el refuerzo del recuerdo de mi vida se pierde con la realidad de donde me encuentro.*
>
> *Nunca me he rendido ante la reconstrucción y ante la posibilidad de perder lo que más amo, pero también es cierto que nunca había construido algo tan valioso ni amado tanto.*
>
> *La vida me lleva ventaja, el tiempo se me adelanta y los dioses mitológicos juegan con el rumbo de nuestro destino. Se divierten conmigo haciendo gala de sus más infames trucos. Así ha sido siempre, desde que la conocí he llegado tarde, nuestros tiempos no han coincidido. Me premió con un vistazo de lo que pudo haber sido, y yo, junto con la ley del tiempo y el destino lo terminé.*
>
> *No hay lugares que contengan mi recuerdo, no hay pensamiento sin ella, no hay dolor, ni muerte alguna que logre cegar mi memoria.*
>
> *Cada día ella esculpe su futuro y cada día aparezco más en él.*

Despertó confusa de su sueño. No sabía si era Maupassant leyéndole una carta de uno de sus maravillosos cuentos o era una carta para ella. Simplemente era algo que ella entendería, y que por más que quisiera compartir sería imposible que alguien lograra penetrar en esa magia, en esa complicidad, en ese tiempo perdido, pero a la vez encontrado en diferente época y en diferente escenario.

Esa energía por la cual la gente le podía decir que era una locura o un invento, que cosas así no suceden en la vida, a ella le sucedían. Lo que a la gente común no le pasaba, a ella sí, por eso amaba con tanta pasión. Las personas que llevan una estrella, al igual que ella, entenderían la fortuna de vibrar al ver una manifestación de algo que estaba mucho más allá de la comprensión de la mente humana.

El que no fueran visibles o nombradas en su día a día, no significaba que no existieran. Por eso quiso salvar a aquel que no tenía amor en su vida. Pensó que su mundo mágico le daría color a aquel señor que todo lo veía gris. Le quiso agregar amor a su vida y lo único que logró fue manchar de negro el lienzo de su existencia al haber compartido tanto tiempo con un alma negra. Pero no la contagió de su amargura, y por eso podía viajar a través del tiempo y sentir que la vida de Maupassant no le era ajena. Lo sintió y supo que sus oraciones no iban ya dirigidas a él, decía que los asuntos importantes eran para Dios y su cáncer iba dirigido a Dios.

Pero creo que Dios seguía entretenido en asuntos más importantes y decidió volver a sentir a aquel que llevaba un siglo sin existir y que hasta el más insignificante capricho le había cumplido.

11

DEBAJO DE MI PIEL

Con el corazón exaltado abandoné la cama al sentir la mano nerviosa de mi hermana.

—Mo, despierta, mamá se siente muy mal.

Eran las cinco de la mañana y nos preparamos rápidamente para salir. Las tres llegábamos a urgencias. Nos recibían cordialmente pidiendo una tarjeta de crédito para poder ingresarla. Por fortuna, mi mamá tenía un seguro de gastos médicos que cubre esas exigencias.

Le quemaba terriblemente el esófago, desde la una de la mañana el dolor y ardor eran insoportables, pero la noche anterior nos habíamos desvelado por el mismo motivo. Prefirió sufrir las consecuencias y dejarnos dormir unas horas más. Cuando el dolor la venció fue cuando decidió despertarnos. Lo hizo con ternura y apenada por interrumpir nuestra noche. Nos pidió que la lleváramos al hospital.

Ingresamos a urgencias y los médicos comenzaron a hacer preguntas interminables:

—¿Cuál era la causa del dolor?

Explicarles doscientas once quimioterapias a los residentes era algo complicado. Se encuentran aprendiendo con cada paciente una lección más de los capítulos estudiados o suponiendo el porqué del dolor mientras tratan de recordar sus clases. Ya le habíamos llamado a su doctor para que diera indicaciones de lo que seguía. A las siete de la mañana entró el siguiente turno y volvimos a vivir las tres mil preguntas que no resuelven nada pero le dan experiencia clínica al médico.

Después de cuatro horas el dolor no se controlaba. En medio de la rabia, de la desesperación, de la angustia y, sobre todo de la impotencia, entró él.

—¿Qué pasa aquí?

Su seguridad y la fuerza de su voz delataban que llegaba a poner orden. Pidió un medicamento extra de la dosis que ya tenía mi mamá. Se dirigió hacia ella con dulzura, y el dolor comenzó a bajar. Fue entonces cuando pude respirar y darme cuenta de que había despertado en urgencias, que no era una pesadilla, que era real y que de aquello estaba formada mi existencia, de rogar, de suplicar, que algo, alguien, le quitara el dolor. Fueron diez minutos de conciencia cuando el dolor volvió y en la escala del cero al diez de dolor ella lo refería en once.

Salí corriendo de urgencias, ya se iba y me puse en medio de la calle, y con desesperación le hice la seña de que se frenara. Su coche se detuvo cerca de mí.

—¡Casi te atropello!

—Sí, lo sé. Perdón, pero por favor baja. Te lo suplico, te lo ruego, no te vayas. Te lo suplico.

—Nunca vuelvas a hacer algo así. Te pude haber matado.

—Lo sé, pero me voy a volver a poner en la calle, no te vayas. Quítale el dolor, por favor.

Estacionó mal su coche. Se veía muy molesto por la forma en que lo había detenido.

—No he dormido en toda la noche, me tengo que ir. Ya llegará su médico.

—Ella tampoco ha dormido por causa del dolor. Por favor, haz algo.

Regresó a urgencias y ordenó que se le diera un analgésico mayor. Se esperó a que hiciera efecto y por instantes lo logró. En el suspiro de verla tranquila comenté que eso no era calidad de vida para ella, él me corrigió.

—No es calidad de vida para ti, ni para tu hermana, pero sí es calidad para ella. La calidad de vida la carecen ustedes, no ella. Ella está aquí luchando, teniendo un objetivo, un fin. Eres tú la que en domingo estás en urgencias y te estás perdiendo la calidad de vida, sin embargo, a ella se le puede sugerir darle cualquier cosa para que se sienta bien y lo va a hacer. El desgaste es para la familia.

En ese momento comprendí que nunca en cinco años había analizado que éramos nosotras las que anhelábamos la calidad de vida, que ellos, los enfermos, están metidos en su lucha constante, que anhelan salud, que anhelan bienestar, que anhelan diferente a los que los acompañamos. Comprendí que no recordaba lo que es vivir día a día sin preocupación, que no recordaba lo que es planear algo sin miedo, que no recordaba lo que es no vivir en urgencia constantemente.

También comprendí que había empatía en sus ojos, que no era una bata blanca diagnosticando una receta, que sabía la posición de los dos mundos, que en algún momento había estado de mi lado. Pero sobre todo comprendí que sabía, entendía el significado de poder decir "mamá, no sufras".

Él estaba ahí y yo quería detener el tiempo para que no se fuera, para que se quedara, para que siguiera poniendo orden, para que siguiera pudiendo respirar; pero no mi mamá, sino yo, para poder seguir estando de pie.

Mientras él estaba con mi mamá, dejó su celular en la mesa de afuera del cubículo. Tomé su teléfono y me marqué; ya tenía su número, ya tenía forma de localizarlo. Escondí las llaves de su coche debajo de unas cajas. Me acerqué y vi cómo le estaba acariciando el pelo. Le decía que se calmara, que ya estaba en buenas manos, que el dolor poco a poco iba a cesar. Entré, y cuando la vi tranquila le pregunté al doctor:

—¿Qué especialidad tienes?

—Soy cardiólogo.

—¿Cardiólogo?

—Sí, cardiólogo. ¿Por qué el asombro?

—Porque siento un dolor en el brazo y me preocupa que me vaya a dar un infarto.

—Pues si te sigues cruzando la calle de esa forma, es más probable que le dé al que casi te atropella.

Se dio cuenta de que estaba haciendo lo imposible por tratar de ganarle más tiempo. Ambos sabíamos que urgencias los domingos es caótico.

—Ahora sí ya me marcho. Ya no puedo hacer más.

Yo no podía seguir fingiendo que me iba a dar un infarto, pero lo que sí era real era que me dolía el corazón de verla en ese estado, y en eso no estaba mintiendo.

Tomó su celular y se buscó las llaves en la bata. Yo estaba encantada de mi travesura, al menos eso lo haría quedarse unos minutos más cerca de mi mamá. La enfermera me llamó para que fuera a despertar a mi hermana que se había quedado dormida en un cubículo. La fui a ver y estaba pálida, agotada. Me dio tanta pena despertarla que me repartía en cuidarle el sueño tanto a mi mamá como a ella. Él seguía buscando sus llaves desesperado. Volvía una y otra vez a meterse las manos en la bolsa de la bata. Le pregunté si podía dejar una receta por si el dolor regresaba. Comentó que no podía dar más analgésicos, ya que había una dosis máxima que iba en un rango que no podía rebasar. Dijo que ellos peleaban contra un guerrero que siempre termina por vencer: la muerte.

—Siempre vencerá. Nosotros nada más le robamos tiempo, pero hasta la vida misma tiene sus límites.

Decidí que era demasiado temprano para escuchar esas palabras. Le entregué sus llaves y le di las gracias. Las horas pasaron y seguíamos esperando a su oncólogo. Al llegar el doctor Villalobos la quería internar, pero mi hermana se negó a que eso sucediera, ya que por desgracia sabíamos que pacientes como mi mamá ingresaban y por causa de un virus de hospital morían. Nos negamos a que se internara, tratamos de resolver las cosas para que se pudiera hacer en casa lo que se pretendía hacer en el hospital.

Supe que ni mi mamá, ni mi hermana, ni yo podíamos estar ahí, ya no más, al menos no con mamá internada. Ella lo notó y son esas elecciones dentro de enfermedades como ésta las que hacen que el alma se encoja, ya que se queda la incertidumbre de si algo pasa en casa.

Son momentos críticos, pero el mismo cuerpo te pide lo que necesita y ella pidió no hacerlo. Salimos con una enfermera dándole gracias a Dios una vez más de poder tener la oportunidad y los medios de poder hacerlo. En casa se mantuvo hasta el martes, pero a las once de la noche regresamos a urgencias. Ahora no era ardor, era presión en el pecho. Llegamos a que le hicieran un electrocardiograma y unas radiografías de tórax, y a esperar… esperar a ver qué salía en los resultados, volver a rezar, volver a controlar el miedo, volver a tener fe.

Pero esta vez fue diferente: ahí estaba el doctor Gloss. Mi mamá desde que lo vio se tranquilizó. Ruth y yo nos sentimos acompañadas, por primera vez llegué a urgencias sin la espada desenvainada. Había alguien ahí que se iba a encargar de ella. Por primera vez en cinco años cerré los ojos y supe que las cosas iban a hacerse bien. Por primera vez observé una bata blanca humana que le hablaba a ella y no a su cáncer, que la miraba a los ojos y en ella veía vida, salud, nietos, futuro, ganas. Eso le transmitió él; creyó lo que estaba viendo y ella lo sintió.

Es una línea casi invisible donde se distingue el artista del otro. Es una expresión casi invisible donde se distingue el médico sanador del médico por conocimientos. Le di las gracias a mi abuela por no haberme defraudado. Más tarde comprendí que es más valioso y sirve más encontrar un buen hombre en la tierra que un ángel en el cielo.

La recibió con un abrazo, cosa que ella jamás esperó. Con una sonrisa le dijo que había ido porque le tocaba guardia. Ella rio en medio del dolor. Entramos a urgencias con una sonrisa. Eso es algo que pensé que jamás iba a vivir. La actitud del paciente y de la familia está en el médico. El dolor seguía siendo insoportable, pero él lo único que hizo fue estirar los brazos y recibirla con una sonrisa. Todo cambió: se inclinó a abrazarla en la silla de ruedas. Metió la mano a la bata y se aseguró de tener sus llaves. Quizá se dio cuenta de que fui yo la que se las había escondido. Le buscó una cobija, la tapó, le sobó la espalda y yo no tenía palabras de agradecimiento al ver esa muestra de afecto hacia mi mamá.

Me preguntó:

—¿Cómo sigues del dolor del brazo?

—¿Qué brazo?

¡Ah! Y en eso me acordé.

—Ya me siento mucho mejor. Sí, era una molestia muy incómoda —y levanté el brazo equivocado, como en señal de que ya estaba bien.

—Sí, ya veo que está muy bien, pero era el otro brazo.

Me dio pena, pero a esas alturas qué más daba. Me di cuenta de que somos capaces de que nos atropellen, de fingir infartos, con tal de que atiendan a los que amamos.

Regresando a casa recibí una llamada de mi amiga Ivonne. Su hermana era compañera de la quimioterapia de mi mamá.

153

Ivonne y yo teníamos a nuestras hijas en la misma escuela y la vida nos había hecho que, además de fiestas infantiles, compartiéramos las tardes juntas en el hospital.

Me levanté temprano, el día era frío. La observaba acercarse, el estómago me dolía entre más y más se acercaba. Ahí estábamos a una distancia donde podíamos vernos a los ojos. Sin embargo, las dos evitamos las miradas y nos abrazamos. Lo más sorprendente de todo fue que la primera pregunta que me hizo fue:

—¿Cómo está tu mamá?

Hasta donde el llanto me lo permitió, logré decirle que mi mamá ya sabía la verdad, que Laura, su hermana, había muerto en la madrugada. Mi rostro de tristeza y de miedo fue mayor a la mentira para ocultar tal cosa, mi mamá lloró tanto al saber la noticia. Lloró por los momentos que tuvieron juntas, lloró por el dolor de ver a una mujer joven luchar contra su cáncer con toda una vida por delante, y probablemente también lloró por ella.

Mientras abrazaba a Ivonne no supe si era yo la que le estaba dando el pésame o era ella la que me lo daba a mí por seguir en esto, o éramos ambas en un abrazo de cansancio, de lucha, de haber sido las protagonistas en dar apoyo a nuestros seres amados y, de cierta forma, no haber salido victoriosas.

Yo me sentí absolutamente conectada con su dolor, con su pena, con su miedo y quise absorber su experiencia para que la mía fuera menos aterradora. Me dijo al oído cuánto dolor le causaba, cuánto dolor tenía por no haber estado los últimos dos días al lado de su hermana. No cabe duda de que la culpa es maldita y sin ser invitada permanece, estorba, nos molesta y hace que subestimemos el gran afecto que dimos al ser amado.

Ivonne le dio todo a su hermana: su entrega fue con ánimo, con esperanza, con fe, con conocimiento, con dulzura, con fuerza, con verdad, con engaño, con amor, con todo lo que se da y está al alcance. Mi lista sería infinita, pero sólo el que ha estado en este lugar puede entender lo mucho que se puede llegar a dar. Aun así, sabiendo que dio todo, la culpa estaba ahí presente, latente en esos momentos de tanto dolor y cansancio.

Yo no dejaba de abrazarla, temía tanto verla a los ojos y cuando lo hice supe el porqué de mi miedo: yo me reflejaba en ellos, en esa mirada perdida, en esa mirada profunda, en esa mirada de dolor, en esa mirada que no veía fin a ese sufrimiento. Ahí me encontraba yo, en esa mirada.

No pude acompañarla a ver a su hermana en esa caja. Sin embargo, me atreví a preguntarle si quería que me quedara. Espero que su respuesta haya sido sincera, pero me fui, me fui aterrada. Llegué a ver a mi mamá y fue inevitable expresarle que odiaba los velorios, odiaba la forma en la que dan el pésame. Uno no puede decir "lo siento", aunque realmente lo sientan no es correcto, ya que jamás lo sentirán como esa persona. Se debería cambiar la forma educada o lo que dice el protocolo para dar el pésame, y decirle "estoy contigo", "te acompaño en tu dolor", "¿en qué puedo ser útil?"

Además, no entiendo la cantidad de personas. ¿Qué fin tienen? ¿Distraer a los familiares? ¿Qué fin tienen ochenta personas que no estuvieron en vida? ¿Por qué diablos van? ¿A qué van? ¿Porque realmente lo sienten? ¡Por favor! ¿No es mejor que le llamen a uno en vida y digan "siento que estés enferma y por eso quiero ayudar en algo"? ¿Que le hablen a las cinco de la tarde para ver si ya tomó su medicina? ¿Que vayan al súper y le compren fruta o artículos positivos? ¡Qué sé yo! Pero de nada sirve decir "lo siento" cuando hubo mucho por hacer antes. Claro, me estoy refiriendo exclusivamente a enfermedades crónicas como el cáncer, pero la conducta humana lamentablemente es así y eso es lo que convierte a este tipo de enfermedades en momentos tan crueles, y es también por eso que aquella persona que esté relacionada con la enfermedad puede convertirse en alguien —de la noche a la mañana— tan unido y crear lazos que duren para toda la vida.

Comulgar con el dolor y el sufrimiento del otro es una tarea extremadamente difícil, y en enfermedades como el cáncer ése es uno de los dones que tienen las personas: poder conectar con los otros. Se reconoce la existencia, se respeta la vida del otro, se hace parte de sus momentos alegres, tristes, difíciles. Al conectar me refiero a que no nos es indiferente la vida, ni la salud, ni la muerte del otro ser.

155

Me desperté triste y vino Ivonne a mi mente. Me apuré para llegar a la misa de cuerpo presente de su hermana. Sólo Dios sabe cuánto necesité tomar una mano y sentirme acompañada antes de bajar las escaleras en forma de caracol. Había tanta gente que quedé en la puerta, y de pronto llamaron para comulgar. Al caminar, llegué hasta adelante y el padre terminó de dar la comunión. Me quedé en medio de todos, la vi a ella: estaba parada junto al ataúd de su hermana.

La mamá abrazaba la caja y ése fue el momento donde quise gritar y no entendía y no pude ni quise conectarme con el dolor de la mamá. El novio de Laura acariciaba con ternura y amor el ataúd. Ha sido una de las escenas de amor más fuertes que he visto. Ella estaba vestida de novia. El vestido que usaría el día al que la enfermedad no le dio tiempo de llegar lo usó en su funeral. Él le habló de lo bella que la encontraba aun sin pelo, de lo mucho que le había enseñado y que el amor puede ir más allá de la muerte. Terminó la misa y todo era silencio, un silencio absoluto que resultaba demasiado incómodo. Ese silencio exigía que uno mismo se asfixiara en su dolor.

Ivonne comenzó a hablar con la mirada perdida. Con una voz de armonía y con mucha claridad habló de los últimos meses de la vida de Laura. Habló de los tratamientos, de la fuerza de su hermana y de la complicidad que tuvieron durante la enfermedad. Habló de su hija y de lo difícil y confuso que es para los adultos explicar la muerte a un niño de cuatro años. Le pidió perdón a su hija por el tiempo que no había pasado con ella, por estar en hospitales un año y medio. Fue entonces cuando me di cuenta de que yo tenía que salir corriendo, ya que tenía que llevar a mi mamá al ABC para que le pusieran un suero.

Pero salí exhausta, sin energía. El llanto que tenía era incontenible. Le llamé a mi esposo y no tuve éxito, estaba examinando a una paciente y no pudo hablar conmigo. Me sentí sola y recordé las palabras del novio de Laura: que la iba a extrañar mucho, que los últimos días se veía tranquila y muy bella, que le gustaba mucho y que no sabía qué hacer porque se sentía terriblemente solo. Ahí fue cuando me di cuenta de cuán sola me sentía, ya que lo que él expresó me dolió tanto que su soledad retumbó en la mía y supe lo que duele sufrir sola.

Me subí al coche y un pequeño rayo de sol entró por la ventana. Ésa fue la caricia que necesitaba desde la mañana. Aprendí a encontrar contención en mi propia soledad. Ahí estaba Ivonne, días después del sepelio de su hermana, arrastrando su cansancio, despojándose de su miedo, ofreciéndome su tiempo. Ahí estaba yo paralizada ante su dolor, encadenada ante el mío, encontrando una mano sin condición, sin pretensión, sin honorarios, sin límite. El vino hizo que todo fluyera, que nos dieran risa las exigencias de la vida cotidiana del hogar, como un foco fundido, cambiar un piso, colgar un cuadro, que no falte nada del súper, que esté bien planchada una camisa, que no se olvide poner el gas. También hablamos de los médicos, sacamos nuestro coraje. Compartimos las mil formas que a lo largo de cinco años hemos pasado, la forma en la que nos hemos arrastrado ante los médicos, la forma en la que se pierde la dignidad ante ellos, necesitadas de sus atenciones, apenadas por robarles minutos de su tiempo, rogando para que nos contesten, ofreciendo todo ante un poco de atención para aminorar el dolor de nuestros seres queridos.

Ahí fue que tenía la obligación moral de darles la guía para que no sintieran esta soledad, para que al menos en esos momentos se sintieran acompañados. Ese día con Ivonne supimos que los que acompañamos aprendemos a sufrir hasta el éxtasis, hasta donde ya no se puede más, hasta donde el cansancio se confunde con la plenitud de la tranquilad, hasta donde las lágrimas se secan, hasta donde el miedo se cansa, hasta donde la voz se pierde, hasta donde se siente otra dimensión, hasta donde nada me venza, hasta donde nada importa, hasta donde no sepa dónde termino yo y dónde empieza el otro.

10 de mayo del 2008
—Éstas son las mañanitas / que cantaba el rey David / a la mamá más bonita / se las cantamos así. ¡Felicidades, mamá! Gracias por ser la mejor mamá del mundo.

—Abu, feliz día de las mamás y feliz día de la mejor abu.

—Gracias, mi vida preciosa. Felicidades, Mokanita, por ser mamá de dos criaturas maravillosas. Dios quiera que el día de mañana sean la mitad de lo linda que has sido conmigo.

—Dios quiera que el día de mañana logre ser la mamá que tú eres con nosotras. Por ti seré cada día mejor, mamá.

—¿Qué quieres hacer en tu día?

—No amanecí sintiéndome muy bien. Lo que podemos hacer es ir a comer a casa de tu suegra.

—Sí, mamá, pero mi suegra está de viaje. Pero sí podemos ir. Paso por ti.

Mis mecanismos de defensa me permitían poder gozar de ese día. Tenía una mamá enferma, pero tenía mamá, y la esperanza de que el destino no me la fuera a arrebatar estaba latente.

El destino podía cambiar y yo pedía ver un milagro. Podía un día amanecer y podía ser posible que el cáncer se hubiera ido. Podía ser posible todo, porque no concebía mi vida sin ella. En cinco años habíamos hecho doscientas once quimioterapias; eso era impensable, y sin embargo, había ocurrido. Ella era una atleta: su cuerpo estaba delgado y sin músculos por los estragos de las quimios, pero podía cobrar vida de nuevo, era una mujer joven que siempre se había mantenido muy sana.

Finalmente había rezado cada noche pidiéndole a Dios que la dejara más tiempo, negociando con él quitarme años para dárselos. Finalmente habíamos hecho todo lo que se tenía que hacer: la medicina tradicional, la medicina alternativa, la comunión con Dios, el perdón de nuestros errores, el amor había sido nuestra guía. Habían llegado dos grandes motivos de felicidad, el postre de la vida: sus nietos. Tuvo la bendición de que le llamaran abuela; tuvo la bendición de ver, cargar, jugar con sus nietos, darles de comer, consentirlos. Sobre todo, tuvo la bendición de convertirse en la persona favorita de mi hija.

Si todo eso había sido posible, si habíamos abierto una asociación para las personas que tuvieran cáncer y para sus familiares, si apoyábamos y creíamos, si nos dedicábamos en cuerpo, mente y alma, si estábamos entregadas a la vida y la abrazábamos con total esplendor, la fe no se iba de mí.

Pero ese 10 de mayo del 2008, al terminar de comer en casa de los papás de mi esposo, se recostó en el sillón de la sala y me dijo:

—¿Qué quieres hacer en tu día, Mokanita?

—Lo que tú quieras, mamá. Hoy es tu día.

—Yo quiero ir al hospital, no aguanto el dolor en la espalda. Llevo siete horas con mucho dolor, pero no quería echarles a perder el día.

Clemente, mi esposo, se llevó a mis hijos a la casa; y Ruth y yo llevamos a mi mamá a urgencias del ABC. Esperamos hasta la noche que llegaran los doctores, ya que era Día de las Madres y no estaban. Le hablamos al doctor del dolor para que diera una dosis fuerte, pero ya ningún analgésico hacia efecto. Entonces el procedimiento que seguía era que entrara a quirófano para que pudieran matar los nervios que causaban dolor.

Llegó su oncólogo y con la seriedad que su especialidad requiere me dijo:

—Feliz Día de las Madres.

—Gracias, doctor.

—Bueno, pues… tal parece que las cosas se complicaron y los pulmones están tomados, lo que quiere decir que ya no se puede hacer más. En cualquier momento se puede morir.

Hubo un silencio aterrador en mí. Mientras, él continuó viendo hacia otro lado sin mirarme. Sin enfocarse en ningún lugar, prosiguió:

—Ya no hay nada más que hacer, sólo tratar de controlar el dolor de aquí a que muera. El tumor está lastimando la pleura, entonces se le tienen que boquear los nervios.

Pretendí congelar el momento y regresar los segundos, como si nunca lo hubiera escuchado, pero de pronto vi a mi hermana detrás de él; se llevaba la mano a la boca y la apretaba fuertemente para no gritar. Escuchamos una voz que decía:

—Va a ver, doctor, ya lo escuché decirle cosas feas a mis niñas. No me las asuste. Moniquita y Ruth, ¡vengan!

Entramos a donde estaba acostada mi mamá, en un cuarto dentro de urgencias. Me tomó de la mano. Le dije:

—Mamá, claro que no le hice caso. Acuérdate de Lance Armstrong. Los doctores le dieron un mes de vida y mira todo lo que después hizo. Por supuesto que no me asustó, para nada. Vas a ver que cuando te controlen el dolor todo va a ser mucho mejor y te vas a sentir bien y vas a estar más fuerte. Llegó el doctor Gloss —que ya se había convertido en nuestro doctor

159

guardián— y me dijo que lo acompañara a ver las radiografías. Entramos en un cuarto que está junto a urgencias. Las luces estaban apagadas y sólo estaban encendidos los monitores con las placas de mi mamá.

Me llevó frente a las imágenes y lo miré con ojos interrogadores. Tomó aire, y con el índice dibujó la forma del pulmón. Rompió el silencio diciendo:

—Todo está invadido, sí, absolutamente todo. Su capacidad pulmonar es mínima, lo que quiere decir que en cualquier momento se puede asfixiar y puede ser terriblemente caótico, porque ella estaría consciente de que se está asfixiando. Entonces es una muerte sumamente desagradable y muy aparatosa para los que están junto a ella. Tu hermana y tú no van a saber cómo ayudarla y eso es terrible, ver cómo alguien se está asfixiando. Son minutos lo que puede durar asfixiándose. Les sugiero que se quede internada y controlarle el dolor, que cada vez va a ser más intenso. Ya los medicamentos no van a tener efecto.

No hubo respuesta de mi parte. Las lágrimas salían a una velocidad que no podía controlar sin expresión de llanto. Apreté la mandíbula y me invadió una sensación desde los dedos de los pies hasta la cabeza. No me podía dar el lujo de llorar, ni de gritar, mucho menos de salir corriendo, pero tampoco podía darle las gracias a su interpretación de los estudios de mi mamá. Esperó que le diera una respuesta. Mi respuesta fue "okey".

Me salí con un dolor en el pecho que me atravesaba y cortaba por completo mi respiración. La noticia más terrible no era que se iba a morir, sino la forma en la cual podía pasar. Había una noticia peor que su muerte y era el cómo.

Sentí terror. El miedo a la espera de resultados, el miedo a las cirugías, el temor de las noches de incertidumbre, el miedo a no saber qué iba a pasar quedaba en sombras cuando escuché esas palabras. ¿Tenía mi cuerpo la capacidad de sentir aún más miedo?

De la misma forma que descubrí cuando nació Alejandro que tenía la capacidad de sentir más amor y amarlo con la misma fuerza y la misma intensidad que a Moni, descubrí que no había llegado a la meta infinita del miedo.

160

Finalmente, entró en mí ese sentido de protección. Estaba mi hermana y su dolor me dolía más que el mío. Descubrí que tenemos una capacidad infinita de poder amar, la abracé y sentí la rigidez que tenía para no desvanecerse. Salí al pasillo, mareada, en busca de aire. No podía más. Me asfixiaba en mi llanto interno.

Recé con mayor anhelo. Recé con toda mi fe, pero ahora pedía que se fuera sin dolor, sin angustia, sin esa escena monstruosa que me habían retratado. Mis oraciones, de un momento a otro, habían cambiado: ya no pedía milagros, ya no le pedía salud, ni vida, sólo que se la llevara sin que sufriera.

La metieron a quirófano para hacerle un bloqueo analgésico a causa del tumor que pellizcaba los nervios. Yo estaba recargada en la pared, esperando afuera del quirófano a que saliera mi mamá, cuando el doctor Gloss se puso frente a mí, me tomó del mentón, me subió la cara y, con una voz completamente diferente a la del cuarto de rayos X, dijo:

—El cuarto que está allá, del lado izquierdo, al fondo. Ahí, en ese cuarto, murió mi mamá.

En ese momento me acompañó, no porque su mamá hubiera muerto, pero su voz era suave, no era autoritaria, era auténtica, estaba presente. Hablaba la experiencia humana y no el conocimiento estadístico. Había dejado la bata blanca, había un ser humano que entendía mi dolor, comprendía mi angustia, sabía que no había palabras de aliento. Sin embargo, me acompañó. Su historia se había entrelazado con la mía. Frente a mí estaba un hombre que sabía que duele perder a la mujer que te dio la vida. Vi un hombre que me tuvo compasión.

—Mónica, hay una gran diferencia entre vivir y existir. Ahora sí ya dejó de tener calidad de vida, ahora sí ya llegó a la meta. Yo sé que tu amor por ella es infinito, pero lo hiciste muy bien.

Él ya sabía lo que se sentía. A mí nadie me explicó que el peor momento es aquel donde recibes la noticia, donde esperar es lo más temido y cuando no sabes cómo va a llegar, cómo va a presentarse ese momento.

Nadie me dijo que lo que venía sería doloroso, menos, atemorizante, que lo que estaba viviendo recargada en esa pared que me sostenía era mi límite. Había llegado al límite, pero no sabía que estaba ahí, no sabía que estaba en el abismo, no sabía que me detenía con pinzas.

La dejé en el hospital con Ruth y regresé a mi casa con sueño, con angustia, con una vida que seguía en marcha, con una vida que iba pronto a cambiar con un nuevo personaje en escena: ya no era el cáncer, ahora era la muerte. En el trayecto recordé nuestras pláticas de la vida de la muerte, de la reencarnación, del espíritu. Me quedó claro que a todos nos llega nuestro momento. Me hacía preguntas infinitas, recordando que la abuela había muerto y sin duda había sido mi gran amor y su muerte me había dolido, pero estaba mi mamá y ella quitaba todos los males que la vida daba. Ella tenía el don de curarme del dolor de extrañar a mi abuela, tenía el don de quitarme el mal humor.

Se iría y ya no habría más hospitales, no habría más viajes a Houston, no habría más espera de resultados, no habría más investigaciones, no habría una infinidad de cosas que ya después de cinco años eran parte de mi vida; el trayecto hacia el hospital, las quimioterapias, el olor, los pacientes. El sonido de las ambulancias se convirtió en algo de la vida cotidiana, las batas blancas eran familiares. Somos seres de costumbres, ya estábamos completamente hechas para estar ahí. Habíamos encontrado una vida en el hospital y una vida que nunca me imaginé que extrañaría; una vida llena de amor y compasión por el otro, una vida que nos conectaba al lado más hermoso del ser humano. La compasión es una cualidad que en los centros oncológicos predomina.

El miedo a la muerte hace que nos desnudemos ante cualquier tipo de atadura social, moral o material. El alma se asoma, se puede apreciar en la mirada de los que aman. Surge una sonrisa para ofrecerse al otro, surge el arte de llamarnos hermanos y de poder soltar. Necesitamos reflejarnos en los otros, necesitamos vernos en los otros para saber que estamos acompañados, que no estamos solos.

Aprendí a gritar en silencio, aprendí a llevarme la mano al corazón y pedirle que se calmara, que continuara con un ritmo suave para seguir adelante. La noticia ya llevaba un dolor infi-

162

nito. Había un dolor insoportable que daba la impresión de que con el tiempo sólo cobraría mayor fuerza.

Habíamos pasado el Día de las Madres en la sala de urgencias. El día en el que se festeja a las mamás. El día en el que todo mundo recuerda que tiene mamá, aunque no le hablen por años, ese día le llaman. El día que se dibuja a mamá, y donde todos nuestros medios están dirigidos a la figura más auténtica de nuestra primera relación con el mundo exterior. El día que se le regala, que se le visita, que se le canta, que se le lleva a comer, que se le escribe, que se le extraña. El día que hasta el peor hijo de puta se acuerda de que tiene mamá. Sí, ese día los doctores me dijeron que mi mamá no sólo iba a morir, sino cómo iba a hacerlo: "Los pulmones, al estar completamente tomados por los tumores, dejarían espacio insuficiente para el oxígeno y esto haría que se asfixiara. Cuando esto suceda para ella será terrible ya que se estará dando cuenta de que se está ahogando y tratará de hacer todo para no sentir esa presión en el pecho. Les va a pedir ayuda, y va a ser muy frustrante para ustedes. Una escena terrorífica".

¡Feliz Día de las Madres!

Ese día mis oraciones habían cambiado de dirección. Ese día perdí mi fe, se esfumaron mis sueños, mis planes. Mi mapa emocional había tomado tantos cambios que no lo reconocía.

13 de mayo

Moni, mi hija, pintó una cartulina para alegrar el cuarto. Cantar "Las Mañanitas" en el hospital es una de las cosas más deprimentes. Le cantábamos a la vida, finalmente sabíamos que era su último cumpleaños. Me metí a la cama junto con ella, la abracé, la sentí y supe que estaba aterrada, estaba exhausta de tanta lucha. Creo que su tristeza era palpable al sentir mi dolor, mi miedo, al no saber qué iba a pasar. Llega un punto en la enfermedad que ya las palabras están de más. Se aprende a acompañar en silencio, se aprende a proteger al otro en silencio.

Yo la abracé y mi abrazo reflejaba mi temor a perderla. Mi lazo con ella era eterno. Le transmití con mi abrazo que me faltaba valor, que no sabía cómo iba a vivir sin ella. Sólo me miró, y con una sonrisa me dijo:

—Tú vas a saber cómo.

—Pero no quiero saberlo, mamá. No quiero. Te amo, ¿lo sabes?

—Por siempre lo sabré.

Rendidas ante la lucha, entrelazadas nuestras piernas, viajé a mi infancia y le agradecí a la vida las miles de noches que tuve la oportunidad de dormir con ella.

—Fue un placer haber sido tu hija.

—Fue una bendición haber sido tu mamá.

El sueño nos venció, ambas quedamos profundamente dormidas. Llegó Clemente a la habitación y nos vio abrazadas en la cama. Me despertó con un beso, y de pronto cantó "Las Mañanitas". Con una sonrisa le dijo:

—Feliz cumpleaños, *suegruix*. ¿Qué hacemos aquí? Vámonos a festejar tu cumpleaños.

Comenzó a aplaudir para apurarnos a salir de la cama. Yo lo miraba sin saber qué estaba tratando de decir. No entendía y me parecía una mala broma.

—¿A dónde quieres ir?

Con una mirada de melancolía y lágrimas en los ojos me dijo tiernamente:

—Mi amor, agarra tus cosas. Nos vamos a festejar a tu mamá. Tenemos reservación en La Mansión.

Yo lo escuchaba y pensaba que estaba bromeando. ¿Cómo nos íbamos a ir del hospital con lo que me habían dicho? ¿Cómo íbamos a salir del hospital si lo que nos habían dicho era que en cualquier momento se podía asfixiar?

—¡Nos vamos! Basta de estar aquí. Pasaron el Día de las Madres aquí. No pretenden pasar el cumpleaños en el hospital, ¿o sí?

Me dio una ilusión tremenda. Sentí como cuando estaba en el kínder y me asomaba en la ventana, y veía a mi abuela tratando de que la viera. No sabía por cuánto tiempo, pero al menos intentaba que yo supiera que ella estaba ahí.

Me puse los zapatos, abrí el clóset, saqué la ropa, la metí como pude a la maleta y con rapidez salí a llamarle a la enfermera para que le quitara el suero.

¡Ya nos íbamos! Despegué la cartulina que le había hecho Moni. En la central de enfermeras me encontré al doctor Gloss.

—¿Qué haces, Mónica? ¿Qué pretendes?

—Irnos de aquí. Se acabaron los hospitales, pues nos vamos.

—Eso es imposible, es una locura.

—La vamos a llevar en ambulancia a su casa para que esté con sus nietos en su cuarto, con sus cosas, y que festeje su cumpleaños en otro lado que no sea el hospital.

—Se va a morir en la ambulancia.

—Le voy a hacer su último cumpleaños lo mejor posible y éste no es el lugar indicado para que nadie pase su cumpleaños, y menos el último. Me la voy a llevar.

Las enfermeras de piso me dijeron que no le iban a dar el alta, que no la podía sacar. Le dije que no podía detenernos, habíamos pedido el alta y retenerla contra su voluntad era secuestro.

Me subí a la ambulancia con ella, escuché la sirena. Ya no había prisa por llegar al hospital, ya había prisa por llegar a su casa. Escuché la sirena y me despedí de ese ruido que implicaba urgencia. Llegamos a su departamento, los paramédicos la subieron en camilla y lo que parecía imposible de aguantar, lo hizo, y lo hizo bastante bien.

La subieron por el elevador en la camilla. Llegamos a su recámara y su rostro tomó tranquilidad de que al menos regresaba a casa. Estaban sus nietos, estaban sus cosas, su espacio sin ser invadido abruptamente por las señoritas en turno.

Le teníamos planeada una cena en su restaurante favorito: La Mansión, pero llamé al gerente para cancelar la cena para las quince personas. Le expliqué que habíamos salido del hospital y que sería imposible asistir. El gerente Julio me preguntó:

—¿Dónde se encuentra la señora Salmón?

—En casa, pero es imposible que podamos asistir a cenar. En verdad, ya no puede caminar. La sacamos en ambulancia del hospital para que no pase su cumpleaños en el ABC. Sí, quiero cancelar y pues ver si de alguna forma me pueden devolver algo o si no pues… —me interrumpió diciendo:

—Si la señora Salmón no puede venir a La Mansión a festejar su cumpleaños, entonces La Mansión va a ir a su casa.

—¿Cómo, Julio? No le entendí.

—Sí, Mónica. Si tu mamá no puede venir, iremos nosotros. Y no te preocupes, llevo a mis meseros y todo el equipo para darle una cena como se merece. Despreocúpate que llegaremos con todo listo a las ocho de la noche.

Montaron una mesa divina en su departamento. Alejandra, mi amiga, me hizo favor de llevarme un pastel decorado con unas catarinas. Ivonne llevó una ensalada deliciosa. Llegó el gerente de La Mansión, Julio, con los meseros que atendían a mi mamá cada vez que iba a comer al restaurante. El equipo de La Mansión se encargó de todos los detalles. Era impresionante ver que estaban ahí por ella. Por decisión, porque les nacía brindarle ese servicio, porque sólo ella sabía ganarse de esa forma a la gente.

Se arregló, hizo el esfuerzo de pintarse. Tenía el oxígeno junto a ella. Se veía hermosa festejando su cumpleaños cincuenta y tres con la gente que más amaba, rodeada de sus seres queridos. Con un abrazo me dijo que ése era el modo en que se hacían las cosas con amor, que ése era el modo de celebrar la vida: sin miedos, sin ataduras a los médicos. Ya nos encontrábamos en otro momento, ya la enfermedad no importaba, ya los médicos no importaban. Lo único que importaba era celebrar el tiempo que nos quedaba.

Luis, un amigo, le había hecho un video de cumpleaños y llevó un proyector. En el video pasaban fotos de nosotras, fotos de sus amigas, con canciones que le dedicábamos, y había un fragmento escrito sobre el dolor y la muerte de Alejandro Jodorowsky que decía:

El dolor hay que asumirlo. Se asume el dolor y duele, y mientras duele, duele; y luego el duelo se va haciendo naturalmente y se va pasando, la vida igual, la vida se va soltando poco a poco.

Tú eres como la escultura, "como decía Miguel Ángel", la echas a rodar por una montaña y lo que se quiebra no valía, lo que queda es bueno, entonces tú vas soltando cosas, tú vas soltando los deseos de aprobación, vas soltando los deseos de triunfo, vas soltando que te amen, vas soltando que giren alrededor tuyo, vas soltando agarrar, poco a poco vas soltando, hasta que vas llegando al alma impersonal; cuando llegas al alma impersonal, y realizado el resto, con mucha más facilidad puedes aceptar el vacío y desaparecer; siempre que hayas dado, lo que das te lo das, si no das te lo quitas, lo que haces al otro te lo haces a ti mismo. No hay que hablar de la muerte, hay que olvidarla; voy a vivir profundamente este instante, si no soy yo la que lo viva, ¿quién?; si no es aquí, ¿dónde?; si no es ahora, ¿cuándo?; y si no es de esta manera, ¿cómo?

Se emocionó profundamente al ver el video, al ver cómo los de La Mansión habían ido a su casa con todo el equipo de su cena favorita, cómo todos brindaban por su cumpleaños.

Clemente me miraba con cara de satisfacción porque habíamos logrado lo que en la mañana, aferrada a esa cama de hospital, parecía imposible. A medianoche me dijo que se quería acostar. La llevamos a la cama y quedé con una satisfacción inmensa de haber vencido el miedo, una satisfacción enorme al escuchar mi corazón y haber hecho caso omiso de lo que el doctor decía. Le cantamos "Las Mañanitas" y fue sin duda el mejor último cumpleaños que le pudimos dar.

14 de mayo
Era el cumpleaños de Bene y decidimos celebrarlo en el departamento. Comimos con él y veíamos fotos. Dibujaba con Moni sentada en la sala y le daba la mamila a Alejandro. Me decía que tenía fuerza para seguir amando, para seguir viviendo, para ver crecer a sus nietos.

15 de mayo
Tomé esperanza y pensé que quizá podía ocurrir un milagro, quizá podía haber algo más. Pero la angustia continuaba y yo la veía completamente bromista haciendo planes de sus futuras quimioterapias.

Hablábamos de la escuela a la que deberían ir mis hijos. Me decía que aprendieran francés, que eso les daría un tercer idioma y podrían ir a estudiar a París. Me decía que veía perfecto a Moni hablar francés, eso la haría más bella. Platicamos lo delicioso que era vivir sin Uriel. Nos arrepentíamos de habernos mudado tanto tiempo después. Nos reíamos al recordar la historia de Concha. Me decía que le había estado agradecida por miedo, porque no quería pelear, y que finalmente el castigo de Uriel era tener que soportarse a sí mismo. Nos reímos de sus dientes.

16 de mayo
Las horas pasaban y la magia de aprovechar el tiempo era un regalo de la vida. Ruth se encontraba en exámenes finales, pero no se separaba de mamá, aterrada de que fuera a pasar algo en su ausencia. Tenía deberes, la vida continuaba, pero no había poder humano que la separara de mi mamá. Les marqué a sus profesores para avisarles que no se podría presentar al examen, ya que nos encontrábamos en una situación crítica y casi todos fueron comprensivos. Sólo uno me contestó que lamentaba la situación, pero que en los juzgados, el día de mañana, eso no lo iban a entender, que si no se presentaba al examen quedaba reprobada y tendría que volver a cursar la materia. Hasta esas cosas daban risa, ver la respuesta humana ante situaciones así. Nos causó gracia que lo que en algún momento podía parecer importante o un problema en ese momento era una distracción.

17 de mayo
La besé sin cansarme. Cada beso era con todo mi amor, con toda mi furia. Nos bañamos juntas, platicábamos en la regadera y me decía:

—Alejandro ya cumplió un año, Mokanita, ya no tienes pretexto para seguir gordita.

18 de mayo
Hablé con mi tío Beto (Chocolate) y le dije que en cinco años yo no había pedido nada, y que lo único que quería era una caja de madera hecha por un carpintero, sencilla, que no fuera un féretro como el que había tenido mi abuela.

Me aferré a la caja, la dibuje en mi mente y le supliqué que la pidiera a un carpintero: de madera, sencilla, sin diseño, sin que pareciera una caja de muertos.

19 de mayo

Le llamé por teléfono a Angelino (su nombre verdadero era Matías). Le dije que necesitaba verlo, que quería que platicara con mi mamá, que su forma espiritual de ver la vida y la muerte me gustaba mucho, y que si a mí me daba paz, chance con él mi mamá se abriría a platicar.

Angelino había estado conmigo en la primera cirugía de mi mamá esperando a que saliera. Ahora no le pedía que me acompañara, sino que hablara con ella. Fue al departamento de mi mamá, llegó a platicar con ella y, después de un rato de estar a solas con ella, salió y me dijo:

—Está más preparada y consciente de lo que te puedes imaginar. Angelina —siempre me llamaba así—, tu mamá está en otro nivel de amor, de conciencia.

Nos pasamos al cuarto de Ruth en lo que terminaba la muchacha de hacer su recámara, y ahí me dijo:

—Pobrecita, ¿verdad? —suspiró.

—¿Pobrecita quién?

—Pobre de Ruth. Me siento muy culpable de dejarla a la mitad.

—¿A la mitad?

—Sí, a la mitad. Me siento muy mal de que a sus veinte años se quede sin mamá.

No supe qué contestar. Me invadió de nuevo ese silencio que me cubría la boca desde la garganta; ésa era su forma de hablar de la muerte. Me acordé de las palabras de Angelino, que ella sabía mejor que nadie y, sobre todo, que estaba consciente de que pronto se marcharía.

Siguió recorriendo con su mirada el cuarto de mi hermana. Miraba sus cosas, sus fotos. Era como si quisiera llevarse la imagen por siempre con ella. Tomó un suéter de Ruth, lo estiró y me dijo:

—Se está convirtiendo en una gran mujer. Qué golpe más fuerte le viene a los veinte años quedarse sin mamá, sin casa, sin su estructura.

Permanecí en silencio, escuchándola, mirándola.

—Lo que me tranquiliza mucho es saber que estás ahí para ella y que lo haces con amor. Eso me deja muy en paz.

—Te prometo que te la voy a cuidar mucho. Te prometo dedicarme a ella.

—¿Te acuerdas de cuando te la regalé?

—Sí, mamá. Ha sido el mejor regalo que me has dado, ¿cómo compensártelo?

—Lo hiciste, Mokanita, con tus hijos. Me hiciste llegar al postre de la vida. Platícale mucho a Álex de su abu. Dile que gracias a él amé de verdad y supe amar incondicionalmente a los hombres, que me hizo realidad tener un varón en la vida.

"Y a mi Moni, cuando me extrañe, que abrace un árbol. Impúlsala siempre a realizar sus sueños, te vas a sorprender de quién es.

La dobló un dolor en la espalda. Rápidamente me puse de pie y le dije que se acostara.

—Mamá, ya no te esfuerces, ya todo está dicho. Si Ruthita es tu preocupación, no la tengas, de verdad. Quítate esa angustia. La voy a cuidar como siempre lo he hecho y todos mis cuidados hacia ella serán en tu honor.

—El día que te bajaste a la farmacia le pedí a Clemente que las cuidara mucho. Sé que a mis nietos los va a cuidar siempre, pero me dijo que él también iba a cuidar a Ruth.

—Sí, mamá, lo hará. Ruth va a estar bien.

—¿Y tú, Mo?, ¿tú cómo vas a estar?

—Voy a estar, mamá.

—Prométeme que vas a terminar nuestro libro. Prométeme que vas a continuar. Prométeme que vas a reconciliarte con la vida y a enamorarte de ella.

—Cuando te sienta debajo de mi piel. Lo prometo.

12

El eco de mi voz

Estaba dormida en mi cuarto cuando, a la hora del alba, sonó el teléfono. Era Ruth.

—¿Vienes a la casa? A mamá le está costando mucho trabajo respirar. Mi corazón se aceleró. Desperté a Moni y saqué a Alejandro de la cuna.

Clemente me ayudó sin decir nada. Llegamos al departamento. El cielo estaba claro y cuando me bajé de la camioneta el río sonaba poderosamente en algún lugar. Abracé a mi hijo Alejandro; días antes había cumplido un año, su olor era el olor de la vida.

Mi mamá estaba sentada y me dijo que no sentía que entrara aire a su cuerpo. Aunque podía ver su profunda incomodidad y su cuerpo debilitado, su presencia seguía siendo enorme; aún me contenía, aún su hogar era mi refugio, aún el calor de su corazón de madre me abrazaba y protegía sin necesidad de decir palabra.

Ella seguía siendo grande, yo seguía siendo pequeña. Sin importar la condición de nuestros cuerpos, sin importar cuán enferma y vulnerable la hubiera visto los últimos meses, ella seguía siendo mamá y yo seguía siendo hija. Mi hija Moni llevaba unas hojas para colorear en sus manos, con las que mi mamá y ella habían pasado tiempo pintando juntas. Corrió a sentarse en la cama, mi mamá se acomodó y pintaron juntas.

Salí del departamento. Sabía lo que venía y sentía un vértigo incontrolable. El olor de mi hijo, el perfume del comienzo, las hojas para colorear, el río sonando en algún lugar, la belleza de la vida y su inevitable término.

¿Cómo era posible que las cosas siguieran siendo bellas si sabía que mi madre estaba por irse?

171

Hoy me doy cuenta de que quería hacer del mundo un lugar menos bello por su partida, honrarla rechazando la belleza que ella no podría gozar conmigo. Porque ella era la primera belleza, la belleza esencial, el corazón del universo amamantándome, guiándome, conteniéndome… aun enferma. No podía dominar eso.

Llamé a mi amiga Mariana. La necesitaba. Sentí pánico. Rápidamente llegó conmigo, me acompañó con mucha dulzura, intentando ella misma sobreponerse al momento para serme útil. Llamé a Angelino, mi amigo, por primera vez en años de amistad me llamó por mi nombre.

—Mónica —me dijo— Angelina… me honra tu llamada en un momento como éste, pero tú sabes hacerlo mejor que ninguna. Yo estoy disponible para acompañarte, pero este momento es un momento de intimidad con tu mamá, no te distraigas.

Regresé a la cama. Estaban Ruth y Moni, una a cada lado de mi mamá. Alejandro hacía un esfuerzo grande junto a la cama, quería dar sus primeros pasos y repetía sin preocupación: abu, abu, abu. Me acosté en el borde, tomé los pies de mi mamá y comencé a masajearlos. Estaban muy fríos y de pronto mis manos se enfriaron junto a ellos. Los frotaba y no encontraba temperatura. El frío que la inundaba también lo hacía mi corazón, pero no había ninguna alternativa, ya aquel personaje estaba dentro de casa. Sólo era cuestión de esperar y de poder saber cómo enfrentarla.

Finalmente la vida nos había dado la oportunidad de prepararnos, de poder acompañarla y, sobre todo, de poder hacerla sentir amada. Me dijo que quería hablar con el doctor Campos. Llamamos a Houston y habló con él. Le explicó la sensación que tenía, le dijo que era normal que tuviera se sintiera así por la posición que tenía el tumor.

Yo sabía que lo que buscaba mi mamá era reconocer si había llegado el momento.

Había llegado a las siete de la mañana y ya eran las cuatro de la tarde. Quería detener el tiempo, y mi sensación era llevarme sus caricias, su sonrisa, su piel, su presencia: la quería detener.

Logró hacer tres dibujos con Moni. Tomó a sorbos una sopa caliente que le ayudó a sentirse mejor. Ruth la besaba y la acariciaba mientras yo le daba la sopa pausadamente; decía que eso la ayudaba a sentirse mejor. Alejandro trataba de subirse a la cama, intentaba dar sus primeros pasos alrededor de ella, mientras mi mamá daba sus últimos. Moni estuvo siempre cerca, tranquila. Ellos sentían lo que nosotros sentíamos, los envolvía el mismo aroma, la incertidumbre; estaban aprendiendo a despedirse en la prontitud de sus vidas.

Me pedía que checara el oxígeno, que le subiera, pero ya estaba a su límite. Le llamó JJ y habló con él. Le dijo que le costaba mucho trabajo respirar, pero que le quería decir que lo quería mucho. Le dijo que le encargaba a Ruth, que lo quería y que le mandaba besos. Le dio las gracias y colgó. Mientras, yo seguía actuando, seguía fingiendo que la válvula del oxígeno aún podía dar más, ella me observaba detenidamente y hacía un esfuerzo mayor por respirar.

Ruth no dejaba de decirle que la amaba, que le prometía que iba a terminar la carrera en el ITAM, que le dedicaría su tesis, que iba hacer ejercicio, que sería una hija ejemplar para que siempre estuviera orgullosa de ella. Le daba las gracias por todos y cada uno de los momentos que habían pasado juntas. Mi mamá le decía que la amaba profundamente, que se cuidara mucho y que se portara bien. A Moni le decía que la amaba.

—Mokanita, súbele más, mucho más al oxígeno.

Yo me levantaba de la cama y hacía como que le subía. En realidad, su angustia empezaba a quitarle más aire. Ella veía cómo yo me levantaba y hacía un esfuerzo por sentir un cambio. Al no notarlo se desesperaba y decidí preguntarle:

—Mamá, dime qué quieres hacer.

—Seguir luchando.

En ella el pulso de la vida seguía latiendo, aunque era obvio que reconocía lo que pasaba.

— Okey, mamá. Vamos a seguir luchando, pero ahora para pasar al otro lado. Vamos a luchar las tres para acompañarte a que logres llegar sin miedo.

—Te amo. Vamos, mamá, lo puedes hacer muy bien, sin miedo, sin ataduras. Lo lograste, venciste tú, la enfermedad jamás te venció, nunca te derrumbó. Con la misma fortaleza, con la misma lucha vamos a llegar al lugar donde ya no hay cáncer, ya no hay dolor, ya no hay angustia.

—Mamá, mamá, mamá, te amo —decía Ruth sin parar.

—Yo te amo, Ruthita.

—Abu, no cierres tus ojitos. Abu, veme. Abu, contesta —decía Moni recibiendo una enseñanza que su alma era totalmente capaz de entender.

—Yo las amo, Moni —me respondió aceptando el trato. Estaba atardeciendo y el río no se oía. Hizo el último esfuerzo y su última imagen fue, como bien solía llamar ella, el postre de la vida.

Mi mamá no dejaba de expresar su amor. Sin verse envuelta por el miedo, sin angustiarse por su propia situación, su corazón se volcó sobre su familia e hizo un último esfuerzo por dejar impreso su amor en cada uno de nosotros para que no cupiera duda nunca, y cerró los ojos.

Moni, entre llanto y gritos, decía:

—Abu, no cierres tus ojitos. Abu, veme. Abu, contesta. Abu.

Paty, la nana, entró por Moni y la llevó a otra recámara. Mientras se alejaba, me preguntó si la abuela moriría.

—Mami, ¿mi abu se va a morir?

—Sí, mi amor.

—¿Ya no va a despertar nunca?

—No, mi amor. Se va a dormir por siempre.

—No, mami. No quiero, mamá. No quiero que eso pase. No quiero, mami. ¡Dile que no se muera!

—Nadie quiere morir, Moni, pero es natural que todas las personas que están vivas de pronto se duerman para siempre.

—Cuando tu abu se muera, Moni, vas a ver en el cielo una estrella brillar, y ahí la vas a poder ver siempre.

Clemente entró a la habitación para avisarme que Uriel estaba en el departamento, y también Mariana. Pasó a la habitación Uriel y yo lo veía ansioso. Sin saludar se paseaba frente a la cama. Me levanté a encender unas velas y le dije algo de lo cual me voy a seguir arrepintiendo el resto de mi vida. No sé en qué célula de mi cuerpo hubo espacio para considerarlo en un momento tan sagrado:

—Uriel, ¿quieres que nos salgamos para que te despidas de mi mamá?

—No, yo de tu mamá ya me despedí hace mucho tiempo.

Me dio náusea su respuesta, sentí un dolor profundo, pero tenía que honrar con amor las últimas horas de vida de mi mamá. Terminé de encender las velas y le dije con mucha tranquilidad y respeto:

—Te pido de favor entonces que te salgas.

Si ya se había despedido hace mucho no entiendo por qué daba vueltas alrededor de la cama.

Se salió y entró Mariana. La vi molesta, pero no sabía en realidad lo que pasaba.

Se acercó a mi mamá y la besó. Su enojo era a hacia Uriel y me dijo:

—Flaca, perdón que te diga esto ahora, pero Uriel es muy malo, ya no lo voy a dejar entrar.

No le pregunté qué es lo que había pasado, pero estaba completamente de acuerdo con ella. Clemente entró a la habitación y se acercó tratando de contener sus lágrimas. Le dio un beso en la frente y le acarició el hombro.

Mi suegra pasó a tomarle la mano y la besó amorosamente como si fuera su hija. Su sueño era profundo, sus latidos seguían marchando al paso de la vida, como buena atleta con el mismo ritmo llegaría a su meta; pero no se daba por vencida, no había angustia y ya no pedía aire.

Se veía como en los cuentos de hadas: acostada, sin dolor, sin prisa, sin desesperación, sin angustia; parecía que el aire que tenía por dentro era suficiente.

Ruth, después de estar casi veinticuatro horas en la cama junto a ella, decidió ir al baño. Justo en el momento que Ruth se levantó al baño a las nueve de la noche, mi mamá se inclinó hacia adelante y le dije abrazándola fuertemente:

—¡Ya lo lograste! —y dio su último suspiro.

Ruth volvió a la habitación y trató de sentir sus signos vitales; llamó a Clemente, después de verificar que sobre la cama sólo estaba su cuerpo. Moni entró al cuarto gritando que ya había visto la estrella. Se subió a la cama llorándole y pidiéndole que no se durmiera:

—Abu, no te duermas. Abu, no te mueras.

Me sorprendió mucho que entrara segundos después de que se había ido. La temperatura de mi mamá todavía era palpable. Clemente tomó a Moni y la llevó a dormir.

Entraron mi amigo Angelino y su amiga Dujha a la habitación; él tomó mi mano y los dos empezaron a cantar y a orar. Me pareció que eran ángeles que venían a impedir que ese momento se volviera oscuro. Le cantaban al amor, a la vida; eran amorosos cantos de celebración, no de tristeza. Sentí una profunda paz, su muerte no había sido dolorosa: se retiró elegantemente de la vida.

Murió en mis brazos, en los de mi hermana, en los de Moni, en los brazos del amor. Murió en la comodidad de su hogar, en la intimidad de su familia. Con dificultad para respirar llegó al mundo, y con dificultad para respirar se marchó. Rodeada de amor la esperaban a su nacimiento, rodeada de amor la despedimos de la vida. Tuvo espectadores en su llegada y en su partida. El mundo la recibió con besos y de igual forma la despidió.

Decidimos acompañar y respetar su cuerpo hasta el último momento. La maquillamos Mariana, Ruth y yo. Le pusimos una ropa linda. Un pantalón blanco y su suéter rosa. Junto con su gorrito que más le gustaba. La forma en la que la maquillábamos era muy a su estilo, completamente natural. Tenía chapitas y los labios eran de un tono rosado. Era embellecerla para la eternidad.

Los dibujos que horas antes habían pintado Moni y ella se los doblamos y simulaban el verdadero papel legítimo de amor a la vida. Angelino-Matías entró junto con una amiga, y su canto sufí me trasladó a un lugar donde sabía que estaba ella, donde entendí que la forma más hermosa de poder desprenderse del cuerpo es a través de cantos, porque así fue su vida: una canción. Y ahí estábamos, acostadas junto a ese cuerpo que ya descansaba.

Dujha seguía transportando mi alma de un lugar a otro, la acariciaba con cada canto y ahí estaba Angelino, acompañándome de la mano, haciendo que llevara al altar de la muerte a la persona que nos había dado la vida.

La despedíamos de la vida, la vestíamos diciéndole adiós a cincuenta y tres años de tanta entrega. No cabe duda, quien honra una muerte honra toda una vida. La mujer que me dio vida me enseñó a vivirla y a retirarme con una sonrisa cuando el tiempo haya llegado.

Llegaron los de los servicios funerarios, pero nos rehusábamos a ir a una funeraria: todo se haría en casa. Morir es un proceso natural, no veía el impedimento de hacerlo desde la comodidad del hogar. Donde se respirara un ambiente cálido y no de muerte, donde pudiéramos hacerle un homenaje de la forma en que vivió, donde mis hijos pudieran participar y aprender de la muerte y despedirse del cuerpo de su abu.

Seguíamos con la misma temperatura, todavía había flexibilidad, todavía se sentía la sangre caliente, todavía se abrazaba y seguía siendo mamá. Parecía que estaba profundamente dormida, profundamente descansando, pero sí llegué a fantasear con tomarla con cuidado para no despertarla. Durante seis años no me quejé por nada, sólo agradecí; pero sí tenía un capricho para el día que muriera, lo tenía consciente pero lo pedí a gritos.

Salí a la sala y vi que lo único que había pedido no lo habían hecho. Quería una caja de madera sencilla. Había una caja, pero no era de madera, sino fúnebre, con esa decoración ridícula y de mal gusto. No recuerdo lo que dicen que pasó. Ahí sí grité en voz alta lo que por mucho tiempo callé. Ahí sí grité con furia, con desesperación, con anhelo. Ya no había necesidad de disfrazar mi grito y convertirlo en una sonrisa.

Odié la forma en la cual presentamos a la muerte. Odié que esa caja me recordara tanto dolor, que me recordara que ahora estaba sola, que ya se había ido mi abuela. Sentía que la estaba traicionando al meterla ahí, sentía que me estaba traicionando a mí misma, sentía que había perdido mi lucha. Sentía que no tenía fuerza de verla ahí metida. Me acordé de que en la muerte de mi abuela, alrededor de la caja, le cantamos el padre nuestro; pero ahí estaba ella, ahí estaba mamá sosteniendo mi dolor con su mirada. Estaba celosa de que ella la tendría y yo ya no me podría acercar a ella.

Me cuesta tanto trabajo recordar cómo fue que bajé al estacionamiento. ¿Cómo bajé tantos pisos? Estaba cegada, muy enojada, pero no con su muerte. Estaba enojada con esa caja que significaba no volver a verla nunca más. Tenía vértigo en mi alma, hasta que me topé con la mirada de Matías.

—Mónica, es la una de la mañana. Si yo supiera que es la caja, conseguimos a un carpintero para que haga la que quieres; pero lo único que tienes que comprender es que no habrá caja que contenga tanto dolor. No habrá caja, por más bella que se haga, que cumpla tus expectativas.

Supe que estaba celosa de aquella caja que me impediría abrazarla. Supe que no habría caja en el mundo, aun bordada, que pudiera con mi dolor de no volver a verla.

Entré resignada, entendiendo el dolor de mi pérdida, penetrando en mis más profundos deseos de no entregarla, y la vi ahí. La vi adentro, la vi y no podía. Regresamos a la cama y, después de varias horas, ella ya no estaba en la suya, pero aún seguía la silueta, seguía su olor, seguía todo igual, seguía la vida, seguía el tiempo...

El sol dibujó un amanecer, la estrella que brillaba se había ocultado. Moni me pidió verla y consideré que era importante que tuviera un aprendizaje y viera que su abu ya no estaba, que lo único que estaba dentro de aquella caja era el cuerpo. Nos acercamos y me dijo:

—Parece la bella durmiente.

Su rostro había cambiado, tenía una expresión de paz y felicidad. Moni fue a la recámara y tomó de la mano a Ruth, que se negaba a ver a mi mamá. No pudo decirle que no y mi hija la llevó con pequeños pasos para que viera que era una princesa dormida, que entre sus manos tenía los dibujos que una tarde antes habían pintado juntas.

Ruth venció con mucha valentía su miedo y quedó completamente tranquila de hacerlo al ver a su mamá ahí metida y exclamó:

—En efecto, parece la bella durmiente.

Llegaron todos a dar el pésame y con cada abrazo, con cada palabra, era reafirmar su despedida. Le pedí a Clemente de favor que acompañara a que la incineraran, que entrara y que viera que la trataban con respeto durante el proceso. Jamás tendré forma de compensar el dolor que le causó ver esa imagen, que tiempo después tuvo la sinceridad de decirme que ha sido uno de los momentos más fuertes de su vida. Llegaron las cenizas y Ruth decidió recibirlas con aplausos, con música, con alegría. Abrimos botellas de champaña. Se le rendía homenaje de la forma en la cual había vivido. Se le aplaudía por haber llegado a la meta sin nunca haberse dado por vencida.

Nos fuimos a París para dejar las cenizas en la tumba de Maupassant. Al llegar a Europa nos dimos cuenta de que las habíamos olvidado. Clemente se iba a un congreso a España, le pedimos que nos las llevara. Tuvo problemas para pasarlas por aduana, pero finalmente lo logró y nos las entregó.

Fue un proceso largo el explicarle a mi hija que el cuerpo de su abu se había convertido en cenizas. La llevamos al cementerio de Montparnasse y le explicamos con mucho amor que las personas que mueren pueden ser enterradas o cremadas. Lo comprendió con mucha sabiduría.

El viaje fue un momento de reconciliación con la vida; llevamos las cenizas a todos lados. Las experiencias del viaje comenzaron a tener un significado mágico.

Al estar formadas en la tienda de Disney para comprar los boletos después de una fila de cuarenta y cinco minutos de espera le dije a Ruth que no los iba a comprar. Eran demasiado caros y se los pediría a Maupassant. Ruth reía y respondía que no fuera absurda, que nadie llegaría a decirme: "Te regalo boletos para que vayan a Disney", que no perdiera el tiempo y que los comprara.

Le dije no pierdas la fe, que ya se los pedí.

A los dos días caminábamos en la noche por París, ya nos habían cerrado el metro, no había taxis, no encontrábamos la Av. Mozart donde nos estábamos quedando. Le preguntamos a un señor muy elegante que estaba estacionando su coche. Nos dijo que estábamos a cinco cuadras. Al ver a los niños, amablemente se ofreció a llevarnos. Aceptamos su oferta y en el trayecto nos preguntó si ya habíamos ido a Euro Disney.

Le dijimos que estaba en nuestros planes ir.

Nos ofreció boletos diciendo que era el vicepresidente de Euro Disney.

Ruth me vio sorprendida y vi en ella una mirada de esperanza ante la vida, pero sobre todo ante la magia.

Mamá no estaba pero quedaba la magia con la que nos había educado, quedaban esos momentos significativos que son
palmadas en el alma, que nos hacen comprender que estamos
hechos de algo más que un entendimiento racional.

Fuimos a la tumba de Maupassant agradeciendo nuestro
día en Disney. Arreglamos su tumba, le compramos flores y
parte de las cenizas las dejamos ahí. Encontramos una carta
en un sobre blanco que decía "Monsieur Maupassant".

La abrí y me atreví a leerla. Para mi sorpresa la carta estaba en español. Decía que estaba trabajando mucho para ir a
verlo, que todos sus ahorros los tenía destinados para llevar
a su esposa a París y que pudieran conocer la tumba. Le había
pedido de favor a un amigo que la llevara, le daba las gracias
por todas las cosas que le había cumplido. Que su esposa pensaba que estaba loco pero que él le quería enseñar que siempre
había estado Maupassant presente en su vida…

A lo lejos escuchamos un silbato y nos dimos cuenta de
que ya habían cerrado el cementerio. Me dio mucho miedo
ver que éramos las únicas, y no podíamos salir. Ya estaba os-
cureciendo y Ruth gritaba para que nos ayudaran.

Me dije que sólo tendría una mamila más para Alejandro y
ya no tenía pañales. Comencé a ver dónde pasaríamos la noche.

Ruth me decía que por nada del mundo íbamos a pasar la
noche en el cementerio.

Las bardas eran demasiado altas y siguió gritando. Aven-
taba piedras.

Mi miedo era no tener la comida suficiente para Alejandro
para poder pasar la noche ahí.

Finalmente, después de un par de horas. Un señor mayor
abrió la puerta para recoger su suéter y cuando nos vio se
asustó. Nos decía que había muchas personas que ya habían
pasado la noche ahí.

Vi que un suéter podía hacer la diferencia de una experiencia espantosa. De eso finalmente estaba hecha la vida, de pequeños detalles que al parecer podían ser insignificantes pero
hacían una gran diferencia.

Al salir del cementerio teníamos una adrenalina de goce y comenzamos a apreciar todo.

Me había llevado conmigo la carta dedicada a Maupassant del hombre de España. A los pocos días no encontrábamos la cámara fotográfica y me desesperé, ya que en ella estaban las últimas fotos que le habíamos tomado a mi mamá.

Ruth muy segura me dijo "pídesela a Maupassant".

Después de haberla buscado varias veces en todos lados, se la pedí prometiéndole que le regresaría la carta si la encontraba. En eso, junto a la carriola de los niños, apareció en un compartimiento.

Regresamos la carta y supimos que mi mamá no era la única con la idea loca de que Maupassant cumplía cosas en la vida de las personas.

Junto con la carta le dejamos un papel escrito, al hombre español, en el que le decíamos que había una mexicana que había tenido toda su vida una creencia igual a la de él, que tal vez eso le daría la certeza a su esposa para que viera que Maupassant existía en la vida de otras personas.

Con esas experiencias el alma parecía poder encontrar motivos para sentir ese calor que le faltaba, había un misterio en la vida y era una bendición poder palparlo.

Fuimos a Versalles a pasar un día. Nos sentamos en el jardín recordando cuando mi mamá nos había llevado y qué días aquellos con tanta risa. Se burlaban de mí porque daba círculos en el lago sin poder remar. Trató de explicarme infinidad de veces la técnica y nunca lo logré, no pude remar. Entonces Ruth y ella se reían porque parecía absurda mi inutilidad para lograr salir recto sin necesidad de hacer tantos círculos.

Saqué las cenizas que faltaban, se las enseñé a Moni y la belleza de lo inexplicable se manifestó. Las cenizas no caían al jardín, se elevaban junto con el aire.

Moni corría aventándolas y la gente comenzaba a detenerse para mirar. No entendían qué era ese polvo que en vez de caer al jardín se elevaban junto con el aire.

Ruth se animó, tomó un puño y lo lanzó al ver que se elevaban. Alejandro alzaba sus manitas y tenía una cara de asombro al ver que ese polvito subía. La gente reía sin saber qué era.

Corríamos descalzas en aquellos jardines que tanta historia tenían, que tantas personas del mundo habían pisado.

Moni decía que subía para que las estrellas brillaran. Todas las estrellas estaban formadas por ese polvo.

Corría abriendo la mano, riendo y gritaba: "Sube, abu, sube".

En ese momento mi voz encontró un eco con la vida, sabiendo que la muerte sólo es dejar de tener piel y mientras que yo estuviera viva, ella viviría, debajo de mi piel.

13

Polvo de estrellas

Historias infinitas se contaron y se contarán de aquellos jardines de Versalles, cada esquina guarda un secreto de todos los tiempos que han sucedido en aquel palacio. A mi mamá la recuerdo en el lago frente al Palacio de Versalles. Las carcajadas de mi mamá y de mi hermana Ruth eran intensas.

Estábamos las tres gozando de una tarde de domingo en una lanchita, con el único fin de remar y poder apreciar la belleza de ese lugar.

Nunca logré remar, sólo hacía círculos sin poder salir de ellos. Se veía radiante y con una salud deslumbrante. Me dejaba en aquel país para que aprendiera historia, otro idioma, no sabía que la lección más importante vendría años después. Ahí estábamos junto con mi hermana Ruth compartiendo un fin de semana que sería inolvidable en los recuerdos de mi corazón. Por más que me explicaron la técnica no pude remar pero las risas todavía las logro escuchar, algo destinaba que ahí sería el aprendizaje más significativo de mi vida.

Tendría que aprender a remar en la vida sin ella, dejar de formar círculos y lograr hacerlo en otra dirección para poder llevar a bordo a los otros. Me tocaba remar sin haberlo pedido y ya no es gracioso ni me da risa hacerlo en círculos. Sin embargo, aquí estoy después de casi cuatro años tratando de salir de ese círculo y llevar esta historia, este proyecto, esta guía a otros corazones. Para mí el único fin es que se sientan acompañados y si logro eso, entonces sabré justo ahí que sí sé remar.

Siento el aire que acaricia mi piel y con una nota suave podría afirmar que el alma tiene soplos que se manifiestan en los misterios de la existencia donde logran cobrar vida en la armonía de las emociones, involucrando una vez más la piel para sentirla.

En las artes descubro los destellos de las almas que nos definen y nos unen como seres humanos.

No sólo somos cuerpo, lo palpo en la mirada de un niño, en la sonrisa de un anciano, en el miedo del dolor del otro. En que a pesar de todo, el amor sigue siendo algo universal, atemporal; en que nuestros valores, aun siendo grises y vergonzosos, nos unen. Algo que no me atrevería a llamarlo humano, como sinónimo de bueno, pero sí me atrevería a decir que es la manifestación de la energía que nos impulsa a ser seres de luz.

Carente de una religión, en la enfermedad de mi mamá encontré la fuerza inagotable del ser humano. Encontré aquella pequeña parte que trasciende culturas, religiones y razas diferentes. Nuestra alma se manifiesta en el mismo lenguaje. Debajo de la piel somos completamente iguales, debajo de la piel amamos de la misma forma, con la misma intensidad, vibramos con la misma frecuencia. Debajo de la piel se conectan nuestras almas.

Sentí mi alma y en el aire vi partir a la tuya.

Miré en silencio aquel lago donde nos reímos, donde dábamos vueltas… lugar en el que mi alma aprendía a remar.

CARTA DE ABU

—¿Nos matamos, Ro?…

¿Qué tendría que estar pasando por la mente de mi madre al decirle eso a mi padre?

Lo que estaba pasando era que su hija pequeña se estaba muriendo a los seis meses de vida, de una grave neumonía. Los doctores les dijeron a mis padres: "La bebé no va a pasar la noche, no logra amanecer".

Logré vivir y de verdad, vaya que viví…

No es que quiera vivir otros cincuenta y dos años, por lo menos quiero que mis nietos no me olviden, que Moni se acuerde del amor infinito que le tengo y que Álex se sienta amado como ningún otro hombre. Que a los hijos de Ruthita les sea familiar, ya sea por mi foto pelona, por la bendición de mi sonrisa o simplemente porque se acuerden de que su abu estará presente en cada travesura de la vida.

Ya sea por mis hijas, por mis nietos o por este libro, que espero poder tener el tiempo de publicar junto con Mo. Ha sido maravilloso escuchar la historia de mis amigas de las quimioterapias. Sí, es una realidad, antes decía mis amigas del club, mis amigas de la escuela de mis hijas, mis amigas de mi infancia.

Las historias de mis amigas de la quimio han llenado mi alma de recuerdos y me ha sorprendido cómo la amistad, en circunstancias como ésta, se presenta completamente desnuda de ningún tipo de apariencia. Entonces se convierten como si fueran amigas de la infancia, sin esperar nada a cambio y con la única constante de poder celebrar el momento juntas.

Ha sido un honor poder escucharlas y sobre todo les agradezco las horas de esfuerzo que hicieron aun con esas náuseas que sentimos, que nos invaden hasta la planta de los pies. Les agradezco haberle dedicado tanto tiempo a la guía de mi hija. Una guía cuyo mensaje hoy hemos tenido la dicha de poder llevar a otros países como Argentina o Colombia.

Es un compromiso, Mokanita, que hiciste con el corazón; los compromisos que se hacen con el corazón. No necesitan papel, ni abogados, ni un notario con cara de serio y ceño fruncido para cerrarlos.

Pido que aunque yo no me encuentre presente lo publiques simplemente porque la vida está llena de esfuerzos, de luchas que se tienen que aprender a vencer. Y todos esos pacientes vencieron los estragos de las quimioterapias para poder estar contigo. En memoria de los que se han ido o en memoria de los que nos iremos, nos encantará estar en el cielo, al cual, aclaro, me voy a ir derechito sin escalas y aunque mucha gente no lo crea; ahí voy a estar, pero eso sí, bajaré al infierno de vez en cuando para no aburrirme.

Pero lo que sí pretendo es impregnar de optimismo la vida de mis hijas, la de mis nietos que han sido el postre de la mía. Y de las personas que lean este libro.

Me he dedicado a ser feliz, y lo he logrado, con ejemplo de mi mamá y a un precio alto, pero el resultado ha sido satisfactorio. A lo que me refiero es que toda mi vida gocé hacer lo que quise y no por capricho ni por rebeldía, sino por ser fiel a lo que mi interior me decía.

Puedo presumir que les demostré que podemos romper con los convencionalismos, con las reglas, con las ataduras de una sociedad estructurada; pero lo que nunca se puede romper es el diálogo con uno mismo, ya que cuando éste toma silencios prolongados se esfuma la felicidad, se entierran nuestros deseos y dejamos toda posibilidad para alcanzar nuestra felicidad.

Pero oh... sorpresa, hoy después de cincuenta y dos años los doctores dicen: "Se está muriendo lentamente, pero se está muriendo".

Tengo cáncer de mama, con metástasis en varias partes y un pronóstico extraño de los médicos. Me daban máximo seis meses de vida, que ya he rebasado por mucho. Con ciento noventa y siete quimioterapias; sí, llevo ciento noventa y siete veces que me he sentado a que me inyecten un medicamento que me ha hecho que pierda el pelo cuatro veces. Me ha salido chino, era muy lacia, pero hay que tener cuidado con lo que uno pide en la vida, yo dije que me gustaría tener el pelo chino y aquí está.

Ciento noventa y siete veces, sin contar las otras, hemos ido al hospital a sentarnos en el consultorio de la Dra. Gerson.

Ciento noventa y siete veces he respirado para no sentir el piquete de la aguja que ya descubrí que si se saca el aire al momento de ser pinchada no se siente tanto.

Ciento noventa y siete veces me he mareado y he visto cómo bajo de peso, se seca la piel, me salen ojeras, se me caen las uñas, la piel de la palma de las manos, de las plantas de los pies. Nos secamos, se va el apetito sexual, existe resequedad en lugares que eran las partes más húmedas del cuerpo; la garganta, por ejemplo. ¿Qué pensaron?

Ciento noventa y siete quimioterapias y treinta radiaciones y un sinfín de medicamentos para controlar los efectos secundarios.

A diferencia de aquella neumonía, ahora he podido decidir cómo quiero vivir esta enfermedad. Eso es un mensaje que les quiero transmitir a mis hijas y a todo aquel que sienta que su espíritu tiene alas. Yo decido cómo vivir mi vida, yo decido cómo vivir todos mis momentos.

Quejándome ciento noventa y siete veces con la vida por estar conectada recibiendo un tratamiento que siento que me hace sentir extremadamente mal, agradezco ciento noventa y siete veces a la vida tener la oportunidad de estar sentada recibiendo mi tratamiento para lograr mi curación.

Entendí que de una forma u otra todos nos estamos muriendo. Desde el momento en el que nacemos ya estamos predestinados a morir, y cada día que pasa es un día más que nos acerca a la muerte.

Entendí que la muerte no se olvida de nadie, que todos tenemos nuestra fecha, nuestro momento.

Entendí que hasta a las personas que somos felices nos llega. Entendí que por más planes que tenga y citas con la vida, no me va a dar la oportunidad de vivirlas.

No voy a poder ver recibirse a Ruth, no la voy a poder ver vestida de novia, no la voy a poder ver embarazada, no la voy a poder acompañar al ginecólogo, no vamos a poder chismear cuando se enoje con el marido. No le voy a poder decir que los hombres de vez en cuando se enojan por cosas completamente insignificantes.

No voy a poder seguir yendo al bosque con mi nieta, ni dibujar durante horas, ni seguirla llevando a Disney, ni cargarla en el carrito eléctrico en Target comprando todos los juguetes. Ni voy a poder verla convertirse en mujer, pero ya la soñé, va a ser extraordinariamente bella con esa mirada de complicidad con la vida, con una frescura que la hace ser tan inocente y a la vez tan interesante. Una mirada que da a pensar que ella es capaz de todo, pensar que también es incapaz de nada, una mirada que termina hipnotizando a todo aquel que la mira. Me encantaría haber podido llegar a ver cómo se convierte en mujer para compartirle todos mis secretos de una vida sin ataduras, de una vida con goces y sin culpas.

Y nuestros cafés interminables, que juré que se pasarían de generación en generación.

Vive con esa fuerza que tienen tus piecitos al subir la montaña, que no te cansas, que te gusta ganar, que lo que más gozo es cuando veo que tu única competencia eres tú misma.

Nunca vas a estar solita, siempre cuando tengas miedo te vas a acordar de que la patita del rey león te protege.

A mi Alejandro, queda pendiente jugar futbol contigo, subirme a los árboles, enseñarte a manejar, ya que tu mamá maneja muy mal. ¡Que quede escrito que manejaba como ninguna!

Contigo, Moniquita, creo que no queda pendiente nada. Más que seguir diciéndote:

¡Bravo, chava!

Quedan pendientes tantas citas, tantos planes, tantos viajes, tantos momentos con todos ustedes, pero ojo: ¡No me faltó vivir!

Me faltó ver cómo viven ustedes. Pero lo que sí no queda pendiente es que les enseñé mi vida y ahora les comparto que todo esto ha resultado una bendición, sí, porque saber que me estoy muriendo ha hecho que me sienta muy afortunada, ya que me ha dado la oportunidad de poder reafirmar lo que para mí es importante. Los silencios conmigo ya no existen, el diálogo que mantengo ahora en mi interior ha sido un regalo de la vida que ha llegado en manos de la muerte.

Los obstáculos los he sabido afrontar siempre con lo más valioso de mi existencia: mis hijas.

Puedo compartir honestamente que durante estos cuatro años y medio ha habido noches enteras de pánico. Pero lo curioso es que los latidos del corazón por la historia de mi mamá siempre han jugado un papel muy importante en mi vida. Tal vez me remonte a que crecí con miedo de que el corazón de mi madre se detuviera, entonces el sentir latir mi corazón hace que el miedo se aleje y pienso que mientras se acelere y lo sienta ¡sigo viva! Y eso hace que aunque a veces sienta que voy a declinar me tengo que levantar y gritar ¡pum, pum, pum! y acordarme de que ¡esto no acaba hasta que pare!

Quiero confesar gritando que mi vida entera la viviría mil veces más tal cual, igualita, ¡sin cambiarle absolutamente nada!

Pero mis deseos están vivos y siguen pendientes y a mis cincuenta y dos años y con mi experiencia lo que más deseo es que mis hijas y mis nietos tengan la capacidad de poder bailar debajo de la lluvia cuando el panorama de sus vidas sea gris.

Que el eco de mi amor hacia ellos sea suficiente para que el día que no me encuentre físicamente logren escuchar cuánto los amo.

Que se coman la vida a carcajadas, que le sean fieles sólo a la pareja que los haga felices.

Que vivan con pasión, que eduquen con amor y que sueñen a colores.

Que Moniquita sepa que su temperamento ha sido el orgullo de mi vida, ojalá la vida la premie teniendo una hija como lo ha sido ella.

Que Ruthita sepa que me veo completamente reflejada en ella, que lleva mi sonrisa y mi bendición.

Que Mini Moni sepa que no hubo joya, ni regalo, ni paisaje más bello que pude vivir a comparación de escuchar "abu".

Que Alejandro sepa que siempre quise a un niño en mi vida para jugar con él futbol y enseñarle a meter goles. Pero que sobre todo sepa que definitivamente me dio la oportunidad de poder verdaderamente amar a un hombre incondicionalmente.

A todos quisiera decirles que no tengan temor cuando la vida les presente cosas fuertes y a lo que me refiero es que inevitablemente la vida les presentará momentos rasposos.

Me gustaría estar presente en cada uno de ellos, pero ése es mi deseo más grande, estar en sus corazones. Ahora cada catarina encontrada será el beso que me faltó darles.

El consejo más grande que puedo dar es que se enamoren de la vida, y cuando llueva en el corazón de cada uno se alegren, sí, porque estar vivos es un milagro, porque estar vivos es vivir la vida con sus altas y sus bajas, estar vivo es saber tener el valor para conquistar el destino con la palma de la mano.

Vivan cada momento de su vida con valor, instalen en su memoria sólo recuerdos mágicos, sonrisas. Nunca estarán solos, ya que al cerrar los ojos ahí estaré yo.

Mokanita, Ruthita, Moni y Álex fueron una bendición en mi vida y cincuenta y dos años fueron suficientes para atreverme a decirles que disfruté lo que muchas personas en quinientos años no hubieran logrado sentir.

En todos estos años de enfermedad es mentira que uno se esté preparando para poder querer morir, estando ustedes aquí.

Mentira que amando tanto me quiera ir, pero lo que sí les puedo decir es que tengan la certeza de que llegaré al otro lado con los brazos en alto, gritando a todo pulmón ¡Viví, vaya que viví... Bravo!

La abu
Mónica Salmón

GUÍA CIRARCA

Guía para la persona de apoyo
del familiar del paciente oncológico

Mónica Salmón

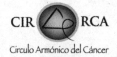

CIR RCA
Círculo Armónico del Cáncer

Conectar las palabras al ritmo del corazón, poder hacer de mi dolor, de mi aprendizaje, algo compartido es lo que me motiva a escribir una guía. Pero en realidad no sólo es eso, lo son también aquellas personas que se topan con una noticia terrible, aquellas que se encuentran bajo un diagnóstico médico atemorizante donde la vida del ser que más amas se encuentra en riesgo.

Como hace seis años, me dediqué a buscar insaciablemente, a tratar de encontrar una respuesta o un camino a seguir cuando te sientes perdido, cuando recibes la noticia de que una de las personas más importantes en tu vida tiene cáncer de mama, en este caso mi mamá.

Lo que escribo es por aquella desesperación y aquel miedo inevitable; por aquella búsqueda inagotable de un libro que me hablara, un libro que me acompañara, un libro que estuviera ahí cuando más lo necesitaba, que me dijera qué venía, qué esperar, qué no temer. Ese libro, el que yo buscaba, nunca lo encontré...

Algunos textos fueron alentadores, otros fueron innecesarios; quedaba mi alma en un vacío, mi corazón seguía estremeciéndose con cada tratamiento de quimioterapia que mi mamá recibía; con cada diagnóstico le suplicaba a Dios, a la vida, que me dijera qué seguía, cómo actuar, qué hacer, qué no hacer y —paralelo a eso— cómo seguir viviendo, cómo seguir formando un hogar, cómo continuar siendo madre, siendo buena esposa y desarrollándome como profesionista, cómo ser todo lo que la vida exige y cómo ser una persona de apoyo.

¿Hasta dónde somos un apoyo? ¿En qué momento nos convertimos en una carga? Me aferraba a la ciencia, a la esperanza, a lo que fuera; me sentía sola y aterrada, y con una carga emocional extra por ser psicóloga; me sentía responsable de sacar adelante a mi madre, a mi hermana y, sobre todo, a mí misma.

Así es como comienza el corazón a encontrar su propio ritmo con las palabras; así es como comienza el querer hacer algo por una población enorme; así es como comienza mi contribución a una enfermedad tan temida y, al mismo tiempo, tan paciente; así es como comienza todo esto para ella; así es como Mónica, mi mamá, hace de su vida y de su enfermedad una historia digna de contarse. Una mujer joven, de cuarenta y ocho años de edad, que supo amar y supo entregarse a la vida con la pasión que ésta conlleva.

Se entregó a su enfermedad con responsabilidad, sin reproche y con una gran sabiduría de transmitir amor a todas aquellas personas que se encontraban en su misma situación. Así es como Mónica bautiza el cáncer: la enfermedad del amor.

A partir de la unión y la complicidad entre mi mamá y yo fue que decidimos escribir algo juntas para demostrarles que el mejor tratamiento para el cáncer ante el peor diagnóstico es al amor incondicional. Todo el tiempo que luchó no hubo una sola queja, y en cada tratamiento llevaba su sonrisa, dándole gracias a la vida de poder al menos luchar contra su enfermedad un día más.

Esta guía está escrita con todo el respeto y la admiración que merecen los pacientes y sus familiares, porque cuando el cáncer toca la puerta de nuestras vidas —sin importar nacionalidad, color, edad, estatus— nos convertimos todos en una familia y surge el milagro de poder llamarnos hermanos.

Con la incertidumbre que deja esta enfermedad pretendo acompañar el camino de aquel que tanto amor está dispuesto a dar.

LA SOSPECHA

Nuestra persona amada comienza a sentirse mal, percibe en su cuerpo algún signo sospechoso de que algo no está funcionando correctamente. La época en la que estamos hace que nuestras vidas sean agitadas y nuestro tiempo corto para cumplir todos los compromisos y actividades que tenemos; esto hace que vayamos postergando cualquier noticia negativa que podamos recibir. Lo único que puede hacer el percibir una anormalidad en el cuerpo y no atenderla (visitar al médico) es empeorar el cuadro. Si la persona que amamos sospecha que algo no está bien con su cuerpo, lo más importante es descartar cualquier anomalía.

TIP: Nunca decir "Dejemos el chequeo para después".

Visita al médico

El médico es quien intenta recuperar la salud haciendo un juicio clínico sobre el estado físico de una persona, apoyado con exámenes de laboratorio y estudios de imágenes. Con esto puede ofrecer un diagnóstico a su paciente sobre la alteración del estado de su salud, su enfermedad.

Espera de resultados

Nuestros mecanismos de defensa se activan al encontrarnos en una situación alarmante: la posibilidad de recibir un resultado negativo nos hace ponernos en estado de alerta. Es común sentir miedo, nerviosismo, angustia, inclusive mal humor. No sabemos cómo reaccionar ni mucho menos qué va a pasar, eso nos hace perder el control de las riendas de nuestra vida. El primer error que podemos cometer, con el fin de tranquilizar la angustia del otro, es repetir alguna de las siguientes frases:

- "No te preocupes, seguramente no es nada."
- "Ya verás que cuando nos entreguen los resultados vamos a decir que nos preocupamos en balde."

- "Yo estoy seguro de que no tienes nada."
- "¿Cómo crees que tú, que te ves tan bien, vas a poder tener cáncer?"
- "Yo conozco a una persona que tiene cáncer y nada que ver contigo."
- "¡Es una tontería que estemos aquí!"

Otro error común es no recoger los resultados o retrasar el hacerlo el mayor tiempo posible. Son diversas las formas de reaccionar cuando se espera un diagnóstico que puede hacer que la vida nos cambie. Afortunadamente, algunos son negativos al cáncer y la persona de apoyo respira dejando ir la angustia que en ese momento sintió, pero por desgracia no siempre sucede así y nuestro papel como persona de apoyo se vuelve indefinido.

TIP: Se debe acudir a recoger los resultados en cuanto el laboratorio los tenga disponibles.

Las pruebas más comunes que se suelen solicitar son:

- Pruebas de laboratorio: sangre, orina y fluidos pueden ayudar a los médicos a hacer un diagnóstico.
- Estudios de imágenes: los rayos X son la forma más común de ver los huesos y los espacios como el tórax y el abdomen.
- La tomografía computarizada, la resonancia magnética y los estudios de medicina nuclear pueden dar información muy precisa sobre los diferentes órganos y estructuras del cuerpo.
- Biopsia: la obtención de una muestra de tejido o líquido se envía al laboratorio y el patólogo examina el tejido y diagnostica si es cáncer o no. Ésta se puede obtener por medio de una aguja, con endoscopio o con cirugía.

El diagnóstico

La espera del diagnóstico se puede hacer eterna. La angustia empieza a atormentarnos desde el momento mismo de la sospecha de que podría haber cáncer. Comenzamos a sudar, a sentir un ligero dolor de estómago, las manos se nos ponen frías y, sin embargo, pensamos en cómo se sentirá nuestra persona amada; esto puede ser mucho más atemorizante que cualquier síntoma físico que experimentemos. El no saber qué va a pasar nos hace imaginar que los resultados van a ser negativos, que seguramente no habrá cáncer y, desde la espera del diagnóstico, inconscientemente nos convertimos en la persona de apoyo; comenzamos a recurrir a la mejor manera de manifestar nuestro apoyo, la mejor manera de hacerle sentir a nuestra persona amada que no está sola, que lo que está viviendo lo estamos viviendo juntos y que lo que le pase a ella nos pasa a nosotros.

Diagnóstico = cáncer

Se convierte en una fecha importante, ya que de este punto en adelante todo será a partir del cáncer. Es una fecha que se suma al calendario emocional de nuestras vidas, una fecha que nos hace estar más pendientes de nuestros tiempos, de nuestros horarios, de los días y de las noches. Es una fecha que determina las actividades familiares, sociales y laborales, que cobra la misma importancia que el día de un cumpleaños o de un aniversario.

Entramos al mundo de la oncología...

Oncología

Es la especialidad médica que trata los tumores buenos y malos (en especial estos segundos, que suelen ser sinónimos de cáncer). Al médico especializado en ella se le llama oncólogo.

Los oncólogos le diagnostican cáncer a la persona que amas cuando las células se comienzan a dividir sin control e invaden a otros tejidos. Si éstas continúan creciendo y no mueren, empiezan a dañar el tejido. Las células excesivas forman una masa de tejido llamado tumor. Hay tumores benignos y malignos. Los tumores malignos son los que se descontrolan.

El cáncer no sólo es una enfermedad sino muchas enfermedades. A la mayoría de los cánceres se les da el nombre del órgano del tejido o de la célula en la que empiezan; al cáncer que comienza en el pecho se le llama cáncer de mama. Cuando la célula anormal viaja a otra parte del cuerpo se dice que se ha diseminado y cuando estas células se instalan en otros órganos o tejidos diferentes se le llama metástasis.

El cáncer metastásico tiene el mismo nombre y el mismo tipo de células de cáncer que el original o cáncer primario. Por ejemplo, el cáncer de mama que se disemina a los pulmones y forma un tumor es un cáncer de mama metastásico, no cáncer de pulmón, de acuerdo con el Instituto Nacional de Cáncer en Estados Unidos.

TIP: Algo muy importante que se debe saber es que el cáncer no es contagioso.

CÉLULAS:

- No son visibles a simple vista.
- Son los elementos más pequeños que forman al ser vivo.
- Son los componentes básicos que constituyen el cuerpo.
- Intercambian materia y energía en su medio.
- En ellas está la información genética para su propio ciclo.
- Obtienen energía a partir de los alimentos.
- Las funciones vitales (nutrición, relación, reproducción) ocurren dentro de las células o en su entorno inmediato, controladas por sustancias que ellas hacen.

TEJIDOS

Material construido por un conjunto organizado de células.

METÁSTASIS

Diseminación del cáncer de una parte del cuerpo a otra.

El Instituto Nacional del Cáncer de Estados Unidos da a conocer que hay más de cien diferentes tipos de cáncer y agrupa las categorías principales en:

- **Carcinoma:** cáncer que empieza en la piel o en tejidos que revisten o cubren los órganos internos. Hay varios subtipos de carcinoma.
- **Sarcoma:** cáncer que empieza en hueso, en cartílago, grasa, músculo, vasos sanguíneos u otro tejido conjuntivo.
- **Leucemia:** cáncer que empieza en el tejido en el que se forma la sangre, como la médula ósea, y provoca que se produzcan grandes cantidades de células sanguíneas anormales y que entren en la sangre.
- **Linfoma y mieloma:** cáncer que empiezan en las células del sistema inmunitario.
- **Cánceres del sistema nervioso central:** cánceres que empiezan en los tejidos del cerebro y de la médula espinal.

Entramos a un mundo nuevo sin pedirlo. Se abrió el telón de un nuevo escenario que no teníamos contemplado. Las sombras de nuestras angustias, de nuestros temores, de nuestros miedos, ya no se encuentran de perfil. Conocemos nuestra propia vulnerabilidad y, sobre todo, impotencia al perder el control de nuestras propias vidas. Ahora nuestras actividades, tiempos y compromisos los determinarán el cáncer y sus efectos secundarios.

Tratamientos para el cáncer

Conozcamos un poco de los tratamientos para el cáncer a los cuales puede enfrentarse la persona que amamos:

- **Cirugía:** en ella se retira el tumor del cuerpo.
- **Radioterapia:** ee usan altas dosis de radiación para destruir las células y evitar que invadan otros tejidos.
- **Radioterapia externa:** una máquina fuera del cuerpo dirige la radiación hacia los tumores.
- **Radioterapia interna:** la radiación se introduce dentro del cuerpo en la célula o cerca de ella. La radiación puede ser administrada por medio de agujas, semillas, alambres o catéteres que contienen una sustancia radiactiva. En algunos casos se puede caer temporalmente el pelo en la zona tratada y la piel se vuelve roja, sensible y con ardor e irritación. No duele mientras se recibe.

¿Qué es la quimioterapia?

El tratamiento que más escuchamos cuando estamos alejados del mundo del cáncer es la quimioterapia. Esa palabra nos es familiar y al mismo tiempo temida. En algunos casos la familia se rehúsa cuando el oncólogo propone quimioterapia como una de las formas del tratamiento por la información que se tiene acerca de este tratamiento, ya sea por películas o por amistades; tratan de negarse o infunden miedo al paciente.

La quimioterapia es la administración de uno o varios fármacos. Trata de destruir las células cancerosas del cuerpo y puede dañar las células sanas que se reproducen rápido. La quimioterapia puede:

- Curar el cáncer al destruir todas las células malignas.
- Controlar el cáncer al evitar que las células malignas se esparzan.
- Mejorar los síntomas del cáncer. Esto se da cuando se reduce el tumor que está causando daño, dolor o presión.

La quimioterapia se puede dar en muchas formas:

- **Inyección en uno de los músculos de brazos, muslos o región glútea (intramuscular):** se puede inyectar debajo de la piel (subcutánea).
- **Intraarterial:** va directamente a la arteria.
- **Intraperitoneal:** va a la cavidad peritoneal, área que contiene órganos como los intestinos, el estómago, el hígado y los ovarios.
- **Intravenosa:** va directamente a una vena. Se coloca mediante una aguja fina. Muchas veces se inyecta por medio de un catéter.

Lo más común es que a nuestra persona amada le vayan a colocar un catéter para administrar la quimio, pero también hay otras opciones:

- **El catéter:** es un tubito suave y delgado que se coloca debajo de la piel. El cirujano coloca una de las puntas del catéter en una vena grande, muchas veces en el área del pecho; el otro extremo del catéter queda fuera del cuerpo o justo por debajo de la piel. Los catéteres también pueden usarse para otras medicinas que no sean quimioterapias o para sacar sangre.
- **Las bombas:** se usan para controlar la cantidad de quimioterapia que pasa por el catéter o al portal y la rapidez con la que pasa. Pueden ser internas o externas.
- **Tópica:** en crema para aplicar directo sobre la piel.
- **Oralmente:** pastillas, cápsulas o líquido que se toma por la boca.
- **Terapia hormonal:** impide que las células cancerosas utilicen a las hormonas que necesitan para crecer. Cambia la forma como funcionan las hormonas.
- **Terapia biológica:** utiliza directa o indirectamente el sistema inmune del cuerpo para combatir la enfermedad y puede aminorar algunos de los efectos secundarios del tratamiento contra el cáncer.

Las enfermedades que producen los diferentes tipos de cáncer pueden dividirse en etapas; éstas nos indican la gravedad o el grado de avance del cáncer de la persona que amamos. Es importante saber la etapa, ya que le puede ayudar al médico a planear el tratamiento. Los exámenes físicos, estudios de imágenes, pruebas de laboratorio, informes de cirugía e informes de patología proporcionan información para determinar la etapa del cáncer. La mayoría de los tumores se pueden describir como de estadio 0, estadio I, estadio II, estadio III o estadio IV. El Instituto Nacional del Cáncer de Estados Unidos utiliza una estatificación concisa. Este sistema se usa para todo tipo de cáncer y será muy frecuente que lo escuches o lo leas en los resultados:

- *In situ*: las células anormales están presentes sólo en la capa de células en donde se forman.
- **Localizado:** el cáncer se limita al órgano en donde empezó, sin evidencia de diseminación.
- **Regional:** el cáncer se ha diseminado más allá del sitio primario a ganglios linfáticos o a órganos y tejidos cercanos.
- **Distante:** el cáncer se ha diseminado desde el sitio primario a órganos distantes o a ganglios linfáticos distantes.
- **Desconocido:** no hay información suficiente para determinar la etapa o estadio.

Es importante que estés informado con los términos, de ese modo podrás ser un puente de comunicación entre la persona que amas y los médicos. Nunca te debes avergonzar al no entender un término o una descripción sobre un tratamiento y lo tienes que preguntar las veces que sean necesarias hasta que lo hayas entendido por completo. Por miedo, por vergüenza o para ya no quitarle el tiempo al médico nos quedamos con muchas dudas; esto lo único que hace es aumentar nuestra angustia al no entender qué es lo que le están poniendo a la persona que amamos.

Lamentablemente, sí va a haber reacciones secundarias. Es importante saber a qué nos podemos enfrentar. Muchos oncólogos no lo mencionan debido a que dicen que cada organismo es diferente y puede o no tener esas respuestas al tratamiento, pero para que éstas no nos sorprendan y nuestra angustia se incremente, ayudará mucho saber cuáles son y no confundirlas con la enfermedad:

- Podemos ver al paciente pálido (anémico).
- La anemia se presenta cuando no tiene suficientes glóbulos rojos que son los que llevan el oxígeno que el cuerpo necesita. El corazón va a trabajar más rápido y esto le puede hacer sentir que le falta el aire, que está débil, mareado, como si fuera a desmayarse o muy cansado.
- Mielosupresión es la disminución de la producción de células sanguíneas. Ésta puede resultar entre otras cosas en anemia.

Para ayudar a la persona que amamos es necesario hacer que descanse, que limite sus actividades y que acepte el apoyo de las personas que se ofrezcan a participar.

El deseo de comer lo pierde debido a que puede tener molestias en la boca o en la garganta por alteración de las mucosas que son las partes húmedas dentro de la boca y garganta.

La náusea es una sensación de malestar y siente que va a vomitar. Podemos ver que se arquea en señal de vómito y no arroja nada. Esto le puede pasar cuando está recibiendo la quimioterapia, justo después, o hasta horas y días más tarde. Es importante tomarle la mano y explicar que es una sensación que se da debido al tratamiento. Que respire profundamente y se concentre en su respiración.

Las náuseas también inhiben por completo el apetito. Los medicamentos pueden alterar además la percepción del sabor de los alimentos.

El cáncer hace que hasta las cosas más comunes como ir al baño, cepillarse los dientes, entre otras, se conviertan en un tema importante. Rompe la intimidad de la persona y hace que no exista ningún tipo de límites en el mundo privado de quien amamos.

Sabremos si fue al baño o no. Si tiene diarrea o está constipada será un tema importante. Sabremos si cuando se lavó los dientes lo pudo hacer de forma exitosa sin presentar ningún tipo de sangrado.

TIP: Es recomendable que un nutriólogo se haga cargo de la alimentación para poder darle una dieta balanceada. Si no es posible tener un nutriólogo entonces tenemos que procurar que coman de cinco a seis veces al día en pequeñas cantidades. Los licuados los tolera mejor que las cosas sólidas. Aunque no tenga hambre durante la quimioterapia es recomendable que coma para conservar energía. Las vitaminas o suplementos nutritivos pueden ayudar, por ejemplo, las bebidas ricas en proteína.

Nos tenemos que ir acostumbrando y romper con esas barreras de intimidad. Es importante saber esas cosas, podremos ayudar mejor a nuestra persona amada si percibe naturalidad en nuestras preguntas. Debemos saber que es común que las personas que están en tratamiento de quimioterapia presenten estreñimiento. Las causas de esto son los medicamentos, la falta de actividad física, el pasar mucho tiempo sentado o acostado, no tomar suficientes líquidos, etcétera.

También nos podemos encontrar con que presentan diarrea. Esto se puede deber a que la quimioterapia daña las células sanas que recubren los intestinos grueso y delgado o incluso por infección. Es importante comunicarle al doctor si vemos que la diarrea ha durado más de veinticuatro horas.

Todo esto desgasta a nuestra persona amada. Frecuentemente cometemos el error de querer mantenerla activa para que no se vaya a deprimir. Tenemos que tener mucho cuidado para saber si es cansancio provocado por el tratamiento y por los efectos de éste o en efecto, alteraciones en el estado de ánimo.

TIP: Tener un cuaderno que sea sólo para anotar las reacciones físicas. Te recomiendo ir anotando si fue al baño o si no fue al baño. Esto es importante ya que se tendrá un registro para el oncólogo y ellos podrán determinar si es necesario dar un medicamento para resolver el malestar que provocan los otros medicamentos. El té de ciruela-pasa ayuda mucho y es un remedio natural. Tener jugos en casa facilita que podamos ofrecer diferentes variedades. Las bebidas frías le ayudan a controlar la náusea.

Podemos ver a nuestra persona amada completamente cansada, lo cual se puede presentar como debilidad, con mucha lentitud, con agotamiento y pesadez para realizar sus actividades.

TIP: Identificar cuándo es mayor la fatiga. Tener técnicas para relajarse le ayuda mucho a combatir el estrés. Es importante ver si no está anémica.

Nos podemos asustar mucho si a la hora de los alimentos toma una servilleta y al retirarla de la boca encuentra que está sangrando. No nos debemos alarmar y entender que esto puede pasar porque la mucosa de la boca está adelgazada o lastimada por los medicamentos, además de que las plaquetas —que son las células que ayudan en la coagulación de la sangre— pueden escasear, ya que su producción en la médula ósea está afectada debido a la quimioterapia. Un día puede amanecer y tener un moretón sin haberse golpeado. Es muy común, que si la persona amada que padece cáncer es un niño, se insista por error en preguntar dónde se golpeó y en la importancia de tener cuidado, pero estos moretones (hematomas) pueden presentarse sin necesidad de ningún golpe. También es común que la nariz y la boca sangren de vez en cuando.

TIP: Es muy importante la comunicación entre la pareja y entender el proceso. La falta de deseo sexual no significa que falte amor o que se haya perdido el atractivo que sentían uno por el otro. Es importante entender que mucho de lo que pasa puede ser consecuencia de los efectos secundarios de los medicamentos o del estado de ánimo de la persona como consecuencia de lo que está pasando. Es importante buscar nuevas formas de compartir la intimidad. Es recomendable usar condón para las relaciones sexuales durante las cuarenta y ocho horas después de haber recibido quimio, ya que el semen puede tener rastros de los medicamentos usados para la quimioterapia.

El cambio aparatoso es cuando pierden el pelo (alopecia). Acompañar a los pacientes en este paso requiere de mucha empatía. Se suele subestimar la pérdida del pelo en comparación con el estado de salud, sin embargo, puede ser algo muy importante y juega un papel relevante para el estado emocional de nuestro ser amado.

La pérdida de pelo puede ser de todos lados del cuerpo: la cabeza, cara, brazos, axilas, pubis, piernas. Esta caída se puede presentar a las dos o tres semanas del comienzo de la quimioterapia. Puede ser muy dramático, ya que se cae a mechones. El pelo suele volver a crecer después de terminar el tratamiento.

Si ya no hay pelo, el uso de turbante, sombrero, paliacate o pañuelo en la cabeza les da a los pacientes la sensación de que están protegidos y cubren el cuero cabelludo. Los podemos acompañar cortando también nuestro cabello.

Si la persona amada que tiene cáncer es nuestra pareja, debemos tener mucha paciencia y entender que la quimioterapia puede causar cambios en las costumbres sexuales y comprender que los cambios son diferentes entre hombres y mujeres.

Si la persona amada es mujer, puede presentar sequedad vaginal, menopausia temprana causada por los cambios hormonales, daño en los ovarios, periodos irregulares en la menstruación, infecciones vaginales, sentirse demasiado cansada como para tener relaciones sexuales. La depresión y el cambio físico pueden inhibirpor completo su apetito sexual.

Si la persona amada es hombre, se tiene que entender que es esperado que tenga menos flujo de sangre en el pene, daño a los nervios que controlan el pene, cambios hormonales. Todo esto contribuye a que la impotencia sea muy común durante el tratamiento. Puede estar demasiado cansado como para querer tener relaciones sexuales y aún más para llegar al orgasmo.

Es difícil que quede embarazada la pareja mientras se está en tratamiento pues el esperma se daña con la quimioterapia y puede causar malformaciones en el feto.

La quimioterapia puede causar infertilidad en ambos sexos. La posibilidad de que esto suceda depende del tipo de quimioterapia, la edad, si se tienen otros problemas de salud, etcétera. El riesgo de infecciones aumenta durante la quimioterapia, por el efecto que los medicamentos tienen en la médula ósea donde se producen los glóbulos blancos que ayudan en la defensa contra los gérmenes que causan infecciones. Es importante medir la temperatura de nuestra persona amada varias veces al día, así como identificar si hay señales de alguna infección.

Se recomienda que cuando reciba cualquiera de estos tratamientos vaya vestida de forma cómoda, con prendas de tela suave como algodón de colores claros.

Suele ser práctico que las camisas que use sean de manga larga. Cuando haya estado acostada durante el tratamiento, ya sea quimio o radioterapia, es recomendable hacer que primero se siente y luego se vaya poniendo poco a poco de pie.

Nuestra persona amada puede presentar diferentes formas de comportamiento durante el tratamiento: la podemos ver deprimida, triste, sin ganas de nada, apática ante las emociones, enojada, frustrada, asustada, vulnerable, irritable, nerviosa, ansiosa. El cansancio y el estrés que provoca el tratamiento pueden hacer muy difícil lidiar con la enfermedad.

Aquí entramos como esponjas para absorber todas esas molestias tanto físicas como del alma. A pesar de nuestra propia angustia, con nuestros propios miedos, aprendemos a guardar silencio para dejar salir el de ella. La persona que amamos tiene el mando. Al principio esto puede resultar fácil, pero a lo largo del tiempo y al paso de los meses y años se convierte en una tarea muy desgastante.

Ninguno de nuestros problemas se podrá comparar con el problema de nuestra persona amada. Sin embargo, con el paso del tiempo estarán ahí y de hecho irán incrementando. Es necesario reconocer nuestros límites y sobre todo tener la humildad de saber que nuestras necesidades se ven obligadas a ocupar un segundo término. Esto puede ser un arma de dos filos pues el tiempo incrementa las necesidades de nuestra persona amada pero también las nuestras. El dejarlas o hacerlas a un lado no hace que desaparezcan, sino que se van acumulando cada vez más.

La vida va pasando y de pronto estamos ahí, viendo cómo nos cambió drásticamente desde el día del diagnóstico. Estamos ahí parados frente al sufrimiento de la persona amada y al nuestro. Frente a sus pérdidas y las nuestras.

Nos convertimos en la persona de apoyo. Esto significa no solamente ser quien proporciona cuidados físicos (*care giver* como se traduce en el idioma inglés), sino también en la esponja emocional de la persona enferma amada.

TIP: Es recomendable evitar acudir a lugares muy concurridos. Evitar estar cerca de personas enfermas. Es muy importante que se laven constantemente las manos. Si vamos a tocar a los pacientes debemos lavarnos las manos antes de saludarlos ó abrazarlos. Las toallitas húmedas desinfectantes y el uso de cubrebocas ayudan un poco en el control del ambiente al cual están expuestos.

El cáncer es una enfermedad que invade cada espacio de nuestras vidas no sólo de la persona que la padece sino de todos los miembros de la familia y amigos que interactuamos con ella. El papel que desempeñamos como familia y amigos es vital para el pronóstico del tratamiento de nuestro ser querido.

¿Qué nos convierte en la persona de apoyo? Antes que nada el amor que sentimos por él; ése es el principal motor, nos lleva a preferir ser nosotros quienes padezcamos la enfermedad en su lugar, la cercanía que tengamos con él y el querer evitarle cualquier tipo de sufrimiento. Éstas son algunas de las razones por las cuales nos convertimos en la persona de apoyo de la persona que padece cáncer.

Se esperan grandes cosas de la persona de apoyo: que la calma siempre se guarde; que la prudencia sepa actuar en el momento indicado; que se esté presente en cada cita con el doctor, en cada examen o tratamiento; que las actividades de la persona de apoyo puedan ser completamente eliminadas, reemplazadas o pospuestas para otra ocasión; que se olvide que tenía problemas, ya que los problemas más grandes son el enfermo y el cáncer; que mantenga siempre buen ánimo, ya que es ella la que está dando apoyo; que guarde su dolor, su miedo, su angustia o su coraje. Las personas a las que recurra para encontrar consuelo usualmente le dirán:

- "Tú en estos momentos tienes que mantenerte fuerte."
- "Acuérdate de que tú eres quien está sano."

Es difícil pedir apoyo cuando se es quien lo está dando. Más aún, en la cultura en la que vivimos el hablar de cáncer suele estar —por lo general— relacionado con muerte. Existen grandes tabúes hacia el dolor y el sufrimiento del otro. Se dificulta el saber escuchar a alguien que está pasando por momentos muy angustiantes y sobre todo cuando no se sabe si las cosas van a terminar satisfactoriamente. Se puede encontrar consuelo en ciertas ocasiones, pero lo complicado radica en que la persona de apoyo lo es por un tiempo indefinido. El problema entonces se vuelve crónico, ya que comienzan a surgir diferentes estadios por los cuales se atraviesa y que pueden ser considerados completamente normales para el tipo de estrés y situación que se está viviendo.

Negar lo que está pasando

El que una persona amada sea diagnosticada con cáncer es un proceso tan doloroso que es probable que sientas que no es posible lo que está pasando. Se tiene la fantasía de que hubo un error en el laboratorio, que el médico se equivocó de expediente, inclusive que no es real lo que se está viviendo y que estás sumergido en una especie de sueño y pronto vas a despertar. Simplemente no se acepta el diagnóstico. Se intenta ir a buscar otras opiniones, volver a repetir los exámenes médicos. El no aceptarlo te protege del dolor que acompaña a este tipo de cosas o simplemente es el protegerte internamente de lo que viene y que por ningún motivo quisieras que fuera de ese modo.

Se puede entender que la persona que amamos está padeciendo una enfermedad terrible, mas no se puede aceptar. Se puede saber, por ejemplo, lo que el cáncer de mama implica y las ventajas y desventajas de los tratamientos, pero reconocer la situación no nos hace aceptarla. De aquí surgen diversas reacciones, dependiendo de la personalidad de cada individuo. Nuestras respuestas van a estar condicionadas por nuestro pasado y la experiencia de vida que tengamos, el cómo y de qué forma enfrentamos los momentos que causan dolor. Todos estos son factores que intervienen en la forma de reaccionar ante situaciones como ésta.

El reconocimiento de la enfermedad puede provocar miedo a perder a la persona que amamos, a verla sufrir, a verla con dolor, vomitando, con náuseas, sin pelo, bajando de peso, o simplemente miedo a las consecuencias, miedo a vernos involucrados en una situación desconocida. Es frecuente sentir un grito aterrador que proviene de nuestro interior, pero que sólo nosotros somos capaces de escuchar, de sentir. Se tiene que actuar muy cautelosamente ya que no se puede ayudar de la forma que se requiere cuando se está experimentando esa sensación de asfixia.

La culpa

La culpa es un sentimiento que en ocasiones se puede presentar. Nos podemos sentir culpables por seguir estando sanos, por no ser nosotros los que pasamos por todas las molestias que implica la enfermedad, por poder continuar con ciertas actividades, por querer salir corriendo y abandonarlo todo, por sentir deseos de estar en otro sitio haciendo cosas diferentes, por reír en momentos en que se requiere seriedad, por desear que la tormenta termine, por inventar que estamos bien cuando en realidad ya no se soporta la situación.

La culpa se incrementa por sentir todo esto y además no poder ocultarlo. Es un sentimiento natural el que la persona de apoyo se reproche a sí misma, se castigue severamente por

211

lo que necesita, ya que sus demandas quedan aniquiladas en comparación con las de la persona amada. La mayoría de las veces somos nosotros mismos nuestros jueces más severos.

Date la oportunidad de poder fantasear, de poder pensar en otras cosas, de distraerte, de disfrutar de los momentos que puedan ser placenteros, de cargarte de energía positiva, de sentir que a pesar de todo la vida tiene momentos muy buenos y no tiene nada de malo desear estar en una situación placentera.

Soledad

Después de un tiempo de estar dando todo de sí mismo (atención, energía, etc.), la persona de apoyo requiere a su vez de un apoyo para sentir que puede salir adelante. Es tal su deseo de demostrar que puede, que está bien, que él o ella es el que está saludable, que no pasa nada, que al mismo tiempo puede estar experimentando momentos de terrible soledad. Son tantas las expectativas que se tienen depositadas en los que apoyamos que nuestros sentimientos pueden quedar en el olvido y llegar a un punto en que la soledad se manifieste.

El no saber a quién recurrir, a quién expresarle nuestros sentimientos, nuestros miedos, nuestros sueños o no tener la libertad de expresarlos con sinceridad, de mostrarnos cansados y débiles, hace que la soledad se manifieste con mayor fuerza. La vulnerabilidad ante la cual nos enfrentamos en la vida puede ser devastadora cuando se pretende demostrar lo contrario.

Desesperación

La desesperación es un sentimiento normal en los momentos de experimentar un cambio tan radical como el que se ha presentado en las actividades y hasta en la misma forma de vivir. Se acumula una gran cantidad de angustia y eso hace que de pronto se tenga la sensación de que se ha perdido el rumbo.

Es completamente natural experimentar una gran desesperación, ya que a nadie le gusta no tener ningún tipo de control sobre su vida y desgraciadamente eso es lo que sucede. No se puede planear ningún tipo de actividad o hacer ningún compromiso porque no se sabe si se va a poder asistir. Simplemente no se sabe qué sigue.

Los sentimientos que la persona de apoyo manifiesta día a día dependen de muchos factores. Puede haber momentos en que parecerá que el enojo y la misma desesperación van a ser eternos. Afortunadamente, la psique tiene la gran capacidad de adaptarse a cualquier tipo de situación, por más desagradable que parezca ante nuestros ojos. El problema se presenta cuando uno de estos sentimientos negativos —pero no anormales—, actúan de forma descontrolada. Cuando la desesperación nos lleva a decir cosas que pueden herir a la persona amada o cuando nos obliga a actuar de forma indebida. Es de vital importancia saber controlar esa sensación de desesperación. Una vez que se presentan estos sentimientos es recomendable tomar un baño, salir a caminar, respirar unos momentos y, sobre todo, tener en mente que la sensación va a ser pasajera.

TRISTEZA

Es frecuente sentir el peso de los días, días en los que no te dan ganas de seguir, como si llevaras un gran peso en los hombros; días en que las lágrimas llegan por sí solas; días en que el aspecto físico y emocional del ser amado nos provoca gran tristeza. El observar la pérdida de su salud, en algunos casos del pelo, del busto, ver la transformación corporal del ser amado, es algo que constantemente nos confronta con nuestra propia salud. Un ejemplo de ello es cuando la pareja se encuentra enferma y es difícil el manejo de la sexualidad. Es recomendable buscar terapia individual donde puedas expresar tu tristeza al observar el cambio del cuerpo de la mujer a la cual solías admirar.

Nuestra sociedad constantemente nos bombardea con información sobre cómo debe ser el cuerpo perfecto. Los medios de comunicación han dado un valor al busto como un símbolo únicamente de atracción sexual. Se ha depositado la feminidad de la mujer en las mamas. El hecho de haber perdido un pecho o ambos no significa que se haya perdido la feminidad. La paciente sigue siendo tan mujer como antes de la enfermedad. Aquí es necesario un gran sentido de responsabilidad por parte de la pareja, además de que él mismo debe saber lidiar con ese cuerpo nuevo. En estos casos, el hombre tiene la responsabilidad de hacer sentir a su pareja tan bella y atractiva como solía hacerlo antes. Pero la tristeza persiste y no se va. Es entonces cuando se tiene que tener mucho cuidado porque de pronto no sabemos si estamos dando apoyo o convirtiéndonos en una carga.

ANGUSTIA *VS.* ESPERANZA

Existe una fuerza interna en cada ser humano que hace que la esperanza siempre se mantenga latente, como si algo dentro de nosotros se mantuviera intacto a pesar de las grandes dificultades que se puedan estar viviendo en esos momentos. A pesar de las condiciones más adversas, esa fuerza, esa esperanza, impide que la angustia invada completamente el terreno: a mayor esperanza, menor angustia. Basta tan sólo observar una pequeña mejoría en la paciente o en sus exámenes para que la esperanza brinde un gran alivio a esa tensión que llevamos experimentando por días o incluso por meses.

La esperanza la vivimos como el respiro necesario para poder seguir adelante, con dificultad quizá, no obstante, ya estamos respirando. Eso no quiere decir que el cansancio y el desgaste que se vivió desaparezcan mágicamente, simplemente quiere decir que aunque pensemos que ya no podemos, sí podemos, y nos es posible seguir dando más apoyo y más de nosotros mismos, ya que sólo uno descubre su verdadera capacidad de entrega hacia el otro cuando nos vemos en condiciones en las que no se obtendrá ni ventaja ni recompensa alguna. Se trata de una entrega incondicional para que pueda ser realmente útil para el ser que está sufriendo. Nos escindimos psicológicamente en dos. Lo que es más difícil e insidioso para la persona de apoyo es la confusión interna que empieza a acumularse en los niveles emocional y psicológico.

Remisión

La remisión es cuando después de un tratamiento se presenta una mejoría evidente en el estado físico de la persona amada enferma, con mejoría en el resultado de los exámenes de laboratorio y los estudios de imagen que a su vez no demuestran ningún tipo de actividad de las células tumorales. Esta situación —si bien es evidente que debería ser tomada sólo como una "buena noticia" —, con frecuencia suele producir un estado de confusión ya que, sin bien en el fondo es lo que tanto la persona enferma como sus seres amados desean, en ocasiones no se espera o superficialmente se pretende no esperar. Sin embargo, ante la noticia de una remisión, puedes presentar una sensación de alivio pero a su vez de incredulidad.

Es recomendable que una situación como ésta no sea considerada como la cura definitiva. Es perfectamente válido festejar la noticia de un estado de remisión sin aflojar el paso, descuidar el tratamiento o las medidas de higiene y cuidado adoptadas tanto por la persona en tratamiento como por las que la rodean. Se recomienda a su vez cautela ante la siguiente visita al médico, ya que si bien la noticia puede ser de la persistencia del estado de remisión, no debe extrañar que el médico sugiera seguir con el tratamiento, modificarlo o mencionar que puedan existir signos de recaída o una recaída franca. Ante esto, al igual que en el caso anterior, no debe uno desanimarse o bajar la guardia y mucho menos darse por vencido. Frecuentemente queda un largo camino que recorrer.

Cura

Puede hablarse de cura únicamente cuando la persona amada se encuentra totalmente libre de síntomas, sin signos aparentes de enfermedad y cuando los exámenes de laboratorio y estudios de imágenes son incapaces de demostrar la presencia de tumores o células anormales en el cuerpo durante un tiempo mínimo de cinco años o más.

Resumiendo algunos de los puntos que han sido tocados anteriormente a lo largo de la guía, es importante enfatizar el hecho de que la persona de apoyo atravesará por una cantidad de situaciones y de emociones que no necesariamente son fáciles de entender y mucho menos reconocer como algo normal. El miedo, la angustia, la ansiedad, el enojo, la ira, la cólera y la culpa serán experimentados en diversas ocasiones solos o acompañados tanto hacia la situación, la enfermedad, los médicos y personal que participa en el proceso de diagnóstico y tratamiento, como hacia la misma persona amada enferma y hacia uno mismo.

Para lidiar con estos sentimientos, tanto la persona enferma amada como la persona de apoyo recurrirán frecuentemente a diferentes mecanismos psicológicos de defensa que les ayudarán a salir adelante y continuar con el proceso en el mejor de los casos y que, por el contrario, si no son superados o entendidos y controlados, pueden interferir o agravar la situación. Por ejemplo, desde el momento inicial del diagnóstico y muy probablemente a lo largo de la enfermedad, la persona enferma amada y la persona de apoyo recurrirán a la negación, pues es más fácil pretender que no es cierto lo que está sucediendo que aceptarlo, asumirlo y actuar en consecuencia. Esto, como puede ser evidente para una persona externa al problema, puede retrasar el diagnóstico o tratamiento al grado de agravar la situación.

La represión puede impedir que una persona vea algo que salta a la vista, puede hacerle deformar lo que ve o falsificar la información que le transmiten los sentidos, a fin de protegerse. Implica bloquear la información. Es un acto involuntario que impide que se percate de su ansiedad, lo cual resulta en el olvido de información que puede ser importante en el proceso del tratamiento. Este mecanismo es frecuente cuando el oncólogo ofrece malas noticias. La persona de apoyo se protege de una manera similar a la negación, deformando la información de manera que ésta sea menos angustiante y pueda darse esperanzas para que de ese modo pueda tener la energía suficiente y pueda seguir alentando al ser amado. Por ejemplo, puede estar leyendo los análisis y escuchando al médico que informa que el cuadro clínico empeoró e internamente estar elaborando otro tipo de información menos angustiante como el pensar en acudir a otro especialista en busca de una segunda opinión.

La proyección es otro mecanismo al que frecuentemente se recurre. Ejemplo: "No soy yo quien tiene miedo, es el otro". Algunas veces cierto grado de angustia en los demás sirve de ayuda contra la angustia propia, mientras que si en los demás llega a ser grande, puede movilizar el pánico. De dos maneras puede intentarse la negación de la angustia: negando la existencia de una situación peligrosa o negando el hecho de sentir temor.

La racionalización será otro mecanismo frecuentemente utilizado por ambos y que si bien puede ayudar, también puede interferir con el adecuado proceso de diagnóstico y tratamiento. La persona de apoyo encuentra una razón u otra para comportarse de ésta o de otra manera y evita de ese modo el darse cuenta de que en realidad se halla bajo la presión de un impulso. Puede manifestar una actitud defensiva que parece irracional porque el verdadero propósito que la inspira es inconsciente. Ejemplo: se niega el miedo que se está sintiendo. Se cree que para poder dar un apoyo más objetivo y más útil es bueno expresar que no se tiene miedo. "El que está pasando por momentos difíciles es la persona amada y no yo." "Quien necesita verdadera ayuda es ella, no yo." Se tiende a minimizar el miedo de uno mismo ya que se consuela pensando: "no me puedo permitir sentir esto, cuando soy yo quien tiene que apoyar a la persona enferma". Se desvaloriza el sentimiento propio, dándole mayor importancia al del otro. Sin embargo, esto resulta perjudicial ya que lo que realmente cura es dejar salir la angustia y no dejar que se acumule. Para poder ofrecer un verdadero apoyo, nunca se debe restar importancia a lo que estamos sintiendo.

La formación reactiva está siendo utilizada cuando en vez de actuar de manera acorde con lo que necesita para funcionar adecuadamente se llevan a cabo acciones que de forma negativa resultarán en su perjuicio. Por ejemplo, gastar su energía de manera engañosa, como desvelarse en lugar de descansar cuando se tiene poco tiempo para hacerlo. Hacer lo opuesto a lo que le beneficiaría. En lugar de comer sanamente, se alimenta de comida chatarra, fuma y bebe. Esto la convierte más en una carga que en una persona de apoyo.

Lo óptimo y lo más adecuado para aprender y poder ser una verdadera persona de apoyo, y no una carga para nuestro ser amado, es fluir con los sentimientos que se vayan presentando, es armonizarse con el dolor propio y con la aceptación del dolor que nos causa la enfermedad de quien amamos.

Recomendación terapia CIRARCA

Hablar de los factores psicológicos en la persona de apoyo es un tema complicado y no existe mucha bibliografía disponible. Es por ello que daré el ejemplo basado en la experiencia del psicólogo Ken Wilber (1991), reconocido como un importante representante de la psicología transpersonal, corriente que emerge hacia fines de los años sesenta a partir de la psicología humanista y que se relaciona fundamentalmente con la inclusión de la dimensión espiritual del ser humano.

Lo que convierte al ser querido de la persona con cáncer en persona de apoyo es el amor que siente por ella. Definitivamente se tiene que amar lo suficiente para saber qué es esa esencia que convierte a la persona en un apoyo constante, de lo contrario simplemente sería un acompañante o una persona que facilita el proceso de la enfermedad. El verdadero apoyo surge cuando se desea ser uno mismo quien padezca la enfermedad en el lugar de la otra persona, cuando se es consciente de que la vida se vuelve vulnerable debido a la enfermedad de la persona amada, cuando en silencio se sufre, cuando se entrega sin esperar nada a cambio, cuando simplemente el tiempo se detiene y la existencia misma se pone en cuestión.

De este modo se define que la persona de apoyo no sólo es la que acompaña a la persona enferma a la visita médica, le da los medicamentos, etcétera. Debe hacer frente a otros aspectos externos, físicos y emocionales, como hacer un cambio drástico de vida, desde su trabajo, sus aspectos personales y hacer lo necesario para cuidar al ser querido.

Wilber argumenta que a los dos o tres meses de atender a la persona con cáncer, la persona de apoyo suele enfrentar un problema de confusión que se acumula a nivel emocional y psicológico. Esa confusión presenta dos aspectos: uno privado y otro público. En la faceta privada, la persona de apoyo se da cuenta de que sus problemas personales "palidecen" en comparación con los del ser querido que padece cáncer o alguna otra enfermedad grave, así que durante algún tiempo ignora sus problemas personales y no comenta sobre ellos para no preocupar al ser querido; sus problemas no pueden ser tan graves como el tener cáncer.

Sin embargo, al cabo de unos meses (el plazo del tiempo varía según el individuo), la persona de apoyo se hace consciente de que aunque sus problemas puedan parecer insignificantes comparados con el cáncer, esto no significa que dichos problemas vayan a desaparecer. De hecho, los problemas suelen agravarse, ya que ahora tiene dos problemas: el problema original más el problema adicional que supone no poder expresarlo y así encontrarle una solución. La persona de apoyo puede sentir deseos de morir o de que esa situación termine pronto. "El fantasma de la muerte comienza a flotar en el ambiente y la cólera, el resentimiento y la amargura permanecen al acecho y comienza a sentirse culpable por abrigar todos esos oscuros sentimientos" (Wilber, 1991).

Dadas las circunstancias, esos sentimientos son completamente naturales y normales. De hecho, sería extraño encontrar una persona de apoyo que no atravesara periódicamente por esos estadios, y la mejor forma de afrontarlos es hablar de ellos. Nunca se insistirá demasiado en ese punto: la única solución es hablar.

En la faceta pública, la persona de apoyo suele no saber con quién hablar de sus problemas una vez que ha decidido hacerlo.

Lo más probable es que a la persona a quien se está apoyando no sea la más adecuada para hablar de sus problemas, ya que en la mayoría de las ocasiones ella es su problema. Las personas suelen hacer lo que consideran normal y razonable: hablar con la familia, con los amigos y con los compañeros de trabajo, pero al hacerlo así, caen de lleno en lo que se ha denominado aspecto público del problema. El problema público consiste, en palabras de Vicky Wells (1981), en que "a nadie le interesan los crónicos". Por ejemplo. la persona de apoyo va a visitar a un amigo para hablar sobre un problema y recibir consejo y consuelo. Después de ser escuchado amable y comprensivamente, la persona de apoyo se puede sentir mejor y el amigo se siente útil. Sin embargo, al día siguiente la persona enferma sigue padeciendo cáncer y la persona de apoyo puede sentirse peor. En estas condiciones es frecuente que acuda una y otra vez en busca de consuelo con su amigo, quien suele empezar a aburrirse de que no se hable de otro tema. Al igual que el amigo, otras personas a su alrededor empiezan a evitarlo sutilmente ya que suele ser cansado escuchar siempre el mismo problema. Así, la solución pública suele no funcionar y la persona de apoyo puede sentirse sola y aislada. Es aquí cuando suele enfrentarse a un estado de depresión, abusar de sustancias como el alcohol o finalmente solicitar ayuda profesional.

El mejor lugar para hablar de esas cosas es un grupo de terapia para personas que dan apoyo. Cuando se participa en esos grupos se descubre que la actividad principal consiste básicamente en quejarse. Salen todas las cosas que la gente normalmente no dice y que tampoco se las dice al ser querido. Desde luego que por debajo de todos esos oscuros sentimientos, detrás de la ira y del resentimiento, casi siempre hay un gran amor, ya que de no ser así la persona de apoyo se hubiera ido desde hace mucho tiempo, pero es difícil que ese amor aflore normalmente mientras la ira, el resentimiento y la amargura le obstruyan el camino. Se podría decir que debajo del odio se puede encontrar un amor hambriento.

En los grupos de apoyo se expresa mucho odio, pero sólo por el mucho amor que hay por debajo. Suele descubrirse entonces que lo curativo del amor es darlo, no recibirlo. Las personas de apoyo necesitan eliminar los obstáculos que impiden la presencia del amor, es decir, la ira, el resentimiento, el odio, la amargura y la envidia, porque cuidan de alguien en todo momento.

El grupo de apoyo tiene un valor incalculable; a falta de éste, o tal vez además de él, se recomienda que las personas de apoyo y tal vez el enfermo se sometan a una psicoterapia individual.

Frecuentemente puede hacerse evidente que hay cosas de las que no se puede hablar con el ser querido y de las que él no debe hablar con la persona de apoyo. Suele ser mejor buscar a un terapeuta. El hecho de descargar toda la agresividad en el grupo de apoyo o en el terapeuta tiene la ventaja adicional de proporcionar la ocasión de estar juntos sin resentimientos o ira reprimida por parte del cuidador, y sin culpabilidad y vergüenza por parte del ser querido.

La principal tarea de una persona de apoyo consiste en ser una especie de esponja emocional. La mayor parte de la gente piensa que la labor de la persona de apoyo consiste en aconsejar, ayudar a los seres queridos a resolver problemas, ser útil, prestar ayuda, hacer la cena, llevarlos a todos lados, pero lo cierto es que todas esas tareas son completamente secundarias con respecto a la función primordial de ser una esponja emocional. Quien atraviesa una enfermedad posiblemente letal experimenta muchas emociones muy intensas y, en ocasiones, se siente completamente abrumado por el miedo, la ira, la histeria y el dolor. La tarea de la persona de apoyo consiste en sostenerle y absorber todas las emociones que pueda. Para ello no es necesario hablar ni decir nada (nada de lo que se pueda decir constituye una ayuda), no tiene que dar ningún consejo ni hacer nada en especial, sólo tiene que permanecer ahí y respirar su dolor, su miedo o su sufrimiento, es decir, comportarse como una esponja. Las personas de apoyo deben ser silenciosas y limitarse a hacer lo que desea su amado enfermo, según Wilber. Puede ser importante, además, reconocer, aceptar y tener el valor de expresar que hay momentos en los que familiares y amigos hacen comentarios fuera de lugar y no son bienvenidos. No es raro que personas ajenas a ese primer círculo de confianza de la persona amada enferma pretendan ayudar haciendo comentarios tales como "échale ganas", "piensa positivo", "perdona", "háblale a tus células", sin entender que más que ayudar incomodan e incluso molestan a la persona enferma y las verdaderas personas de apoyo. Es recomendable cuando este tipo de sucesos se presenten dar por terminada la visita y pedirles a los familiares y amigos que incomodan que se retiren "porque la persona enferma ya está cansada". Suele no ser necesario ser grosero, pero sí rotundo en esta acción que resultará en el respiro y alivio de las personas que sí entienden las necesidades de la persona enferma amada.

Entendiendo esta necesidad surge CIRARCA en México, formado por un grupo de personas que hemos sido pacientes, personas de apoyo y a la vez profesionales en psicología, desarrollo humano y medicina y que hemos vivido la carencia de servicios de apoyo para todos nosotros.

En CIRARCA pretendemos compartir con los pacientes y sus familiares nuestra experiencia de vida, entendida como pacientes y personas de apoyo, como profesionales de la psicología y del desarrollo humano, y asesorados por médicos especialistas. En CIRARCA pretendemos acortar el camino de quien busca apoyo y no lo encuentra; pretendemos resumir en forma simple, humana y cálida nuestra experiencia en el camino de búsqueda de información, ofrecerles el tiempo, la paciencia, el brazo en el cual apoyarse y el hombro sobre el cual llorar y que puedan no encontrar en su entorno. CIRARCA pretende llenar un vacío que frecuentemente se siente y que en ocasiones parece imposible de llenar.

CUIDADOS PALIATIVOS

Probablemente uno de los momentos más difíciles, si no es que el más difícil de todo el proceso de la enfermedad de una persona amada con cáncer, es cuando ésta se ha deteriorado importantemente, no ha respondido a los últimos tratamientos y el oncólogo con más o menos tacto comunica a la persona de apoyo que medicamente no queda nada por hacer, que ha llegado el momento de asumir la realidad y que la muerte es inminente. Generalmente para entonces, la persona amada presenta síntomas importantes y con frecuencia dolores muy intensos. ¿Qué sigue? ¿Cuánto tiempo le queda? ¿Qué debemos hacer? Son muchas las preguntas que surgen y para las cuales no hay una única respuesta correcta. Con frecuencia, durante los últimos meses o semanas, nuestra persona amada ha estado recibiendo tratamientos de diversos tipos. Probablemente ha pasado tiempo hospitalizada o se encuentra hospitalizada en ese momento. Aquí entra lo que se llaman "cuidados paliativos". Su finalidad es brindar calidad de vida al final de la vida.

Esos cuidados los brindamos con amor, con aceptación de que se hizo todo lo que estaba en nuestras manos por acompañar a la persona amada. La meta del cuidado paliativo es aliviar el dolor y los síntomas de angustia. No se intenta ni acelerar ni retrasar la muerte. Se integran los aspectos psicológicos y espirituales de la persona amada. Hoy se debe tener muy en claro que la medicina ha llegado a grandes avances y la persona amada no tiene por qué sentir dolor. Cierto es que puede ser muy doloroso y no se debe dudar o minimizar cuando se queja de un dolor. Cada dolor debe ser escuchado. Cada sensación, por más absurda que nos parezca, debe ser escuchada con atención y darle la mayor seriedad posible.

A pesar de que nos parezca absurdo, ilógico e incongruente el lenguaje o la historia de la persona amada es la "realidad" que ellos están viviendo. Debemos respetar y escuchar el curso de sus historias sin reaccionar con miedo o incredulidad. Ejemplo: "Estás loco, no hay nadie, sólo estamos tú y yo en esta habitación".

Tampoco se deben dar falsas esperanzas diciendo: "No te vas a morir". "Échale ganas", "Tú puedes", "Piensa positivo", "Háblale a tu cáncer para que surja un milagro", esto lo único que hace es responsabilizar a la persona amada de su propio estado. Para acompañar al que se ama es necesario despojarnos de nuestro miedo a su pérdida, de nuestra angustia, de nuestros sueños truncados. Es necesario despojarnos de ese temor a no querer ver lo que está pasando.

Lo peor que está pasando es ahora y ahora todavía se tiene tiempo. El tiempo se tiene cuando está viva la persona amada. Nos da miedo actuar al momento, damos lugar a los silencios que lo único que harán en tiempo futuro será atormentarnos. Se le tiene que hablar, se le puede hasta cantar, decirle lo mucho que la amas, dile lo difícil que va a ser la vida sin ella, dile que es doloroso pero finalmente todos vamos a morir. Se tiene que vencer el miedo a la despedida, se tiene que vencer el miedo al final, al adiós. Esto no quiere decir que nos dimos por vencidos, que nos rendimos, que claudicamos, quiere decir que acompañamos al enfermo durante la situación de la forma más amorosa. La persona de apoyo cree que el despedirse hace que el proceso de muerte se adelante. Afrontar la muerte es un proceso muy difícil que finalmente todos vamos a pasar. No sólo los que tienen cáncer mueren. Esto hace que nuestros mecanismos de defensa se activen y nuestro miedo a la muerte hace que no podamos acompañar a quien está muriendo. Si logramos vencer esos miedos, ese momento puede ser un momento de mucho amor, de paz, de reconciliación con la enfermedad, con la vida. Si vencemos nuestros miedos y decimos adiós sin temor, puede hacer que la persona amada rompa ese silencio que durante su enfermedad nunca se atrevió a rebasar.

¿Qué es mejor, dejarla en el hospital o llevarla a casa? La respuesta a esta pregunta es muy difícil y depende de cada caso en particular. Si la persona amada lo desea, suele ser mejor llevarla a casa. Si tiene algún deseo en particular como visitar algún lugar accesible, comer algo o pasar tiempo con sus seres queridos, debemos tratar de cumplir sus deseos en la medida de lo posible. Será importante entrar en contacto con algún médico que pueda ayudar en los cuidados paliativos, es decir, en el control de los síntomas (el dolor principalmente, la falta de aire y el malestar general). En algunos casos se puede contar con el apoyo de un tanatólogo que pueda apoyar a la persona amada, a la persona de apoyo y en general a la familia más cercana para entender el proceso que se aproxima. En el caso de tratarse de pacientes creyentes de alguna religión, intentar acercarlos a alguien con quien hablar y recibir apoyo espiritual. Sea como sea, la persona sabe que no queda mucho tiempo, y en algunos casos incluso desea la persona ya poner fin a su propio sufrimiento y al sufrimiento evidente de la persona de apoyo y personas más cercanas. Aun cuando hay familias que pretenden evitar hablar del tema con la persona amada enferma, es recomendable no eludir el tema y, por el contrario, hacerle a la persona amada saber que todo va a estar bien con su partida y de alguna manera liberarla de la carga que con frecuencia siente por hacer sufrir a sus seres queridos. Al mismo tiempo es recomendable tener el conocimiento de qué hacer en caso de dolor intenso o asfixia que puede angustiar aún más a la persona amada. Deberá contarse con una estrategia para aplicar medicamentos para mitigar el dolor.

Desgraciadamente para entonces, la persona amada suele estar tan debilitada por todo este proceso que difícilmente puede reponerse a una sedación superficial. En estos casos debe contarse con una enfermera o médico. Cuando esto llega a presentarse, es recomendable tranquilizar a la persona amada, haciéndole saber que está y estará acompañada por la persona de apoyo y personas queridas. El mejor cuidado paliativo a lo largo de mi experiencia es, sin lugar a duda, vencer el miedo y hacerle saber lo mucho que se disfrutó y se gozó haber compartido un espacio en este tiempo llamado vida.

DUELO

El duelo es el proceso de adaptación emocional que sigue después de cualquier pérdida. Muchos autores definen las etapas del duelo, dan tiempos y dicen lo que se espera de nuestro comportamiento de una etapa a la otra. Definitivamente cada individuo reacciona diferente y presenta distintos mecanismos de defensa para poder soportar el dolor a la pérdida, pero esto va a depender de muchos factores. Lo que pueda ser esperado en nuestra cultura no necesariamente quiere decir que es como nuestro duelo se va a elaborar. Nancy O'Connor menciona que hay que dejarlos ir con amor y creo que es maravilloso, porque al dejarlos ir con amor también nos obliga a quedarnos con ese amor que tanto tiempo estuvimos fomentando. El duelo es un momento de infinita intimidad con nosotros mismos.

Es una tarea individual saber cómo adaptarnos de la mejor forma posible a poder vivir sin esa persona amada. La vida cambia en el instante en que se comunica la muerte, te sientes indefenso e impotente para controlar los acontecimientos de tu vida, y al mismo tiempo sientes que te arrastra una ola de actividad. Debes cumplir con las responsabilidades del caso y tomar decisiones importantes. Las ocupaciones son una gran ayuda en el transcurso de los primeros días, nos dan la oportunidad de empezar a comprender la realidad de nuestra pérdida.

La muerte es una separación obligada, un rompimiento. Te sientes como cortado en carne viva. Las emociones se encuentran esparcidas en el viento.

En su definición, O'Connor menciona que las semanas que siguen inmediatamente a una muerte son un periodo de entumecimiento y confusión, nada es normal. Prevalecen los sentimientos de choque: incredulidad, protesta, negación. Al aclararse la confusión, empiezas a estar más consciente de la necesidad de abandonar los patrones acostumbrados en la relación. Cuando se acepta la realidad de la pérdida, se comprende la inutilidad de anticipar los antiguos sucesos rutinarios y, con el tiempo, se reconocen los cambios. La soledad se convierte en un momento para dedicarse a pensar en nuestra persona amada o en un momento para ser creativo, para hacer proyectos que han estado pendientes desde hace tiempo.

Durante esta primera fase del duelo, la persona de apoyo puede experimentar cambios en su vida cotidiana. Podemos sentir un hueco, un vacío, podemos encontrar una vida sin sentido. Se dedicó tanto tiempo, tanta energía que llegamos a las fronteras de nuestras emociones. Las lágrimas y los sentimientos de tristeza profunda aparecen en momentos inesperados. Es importante dejar salir esos sentimientos de aflicción, es purificante y depurador. La supresión del llanto no cumple ninguna función, sin embargo, el permitir que fluyan las lágrimas aliviará parte del dolor.

El gasto de energía que se requiere para enfrentar y resistir los impulsos emocionales que continúan surgiendo provoca fatiga y agotamiento. Éste no es un momento para tomar decisiones importantes. Junto con la tristeza pueden aparecer periodos de baja energía y fatiga.

Buscar apoyo profesional es necesario; la asistencia profesional puede acelerar y facilitar la recuperación de una pérdida importante en nuestras vidas. Aparecerá la duda acerca de si se puede salir adelante; en ese periodo parece que no podremos salir ni tomar las riendas de nuestra vida como estábamos acostumbrados. Nos cuestionamos si tenemos la energía para poder sobrevivir un día más. Se tiene la sensación de que ese dolor en el pecho será eterno.

Soñar con nuestra persona amada es parte de la elaboración del duelo. Puede existir un sentimiento de compulsión para arrojarnos a algo y estar siempre ocupados, distraídos. Puede ser un nuevo empleo, un proyecto, un curso. No dejamos tiempo libre para poder pensar y de ese modo dejar salir el dolor.

De pronto, las nuevas costumbres se han vuelto cotidianas; las tareas diarias fluyen y el dolor emocional es menos agudo. El duelo puede subsistir como un rito, pero su intensidad ha disminuido significativamente y no es tan devastador como en un principio. Ahora rara vez se llora en público, incluso cuando todavía hay nostalgia y abatimiento. La depresión es una de las manifestaciones durante el proceso del duelo, y consiste en aceptar la realidad de la pérdida y encontrar una nueva identidad para reconstruir nuestra vida. Se comienza a vivir una nueva vida. Los hábitos cotidianos se han mezclado, se han unido los patrones antiguos con los nuevos y se llevan a cabo sin un pensamiento consciente. Si el periodo de duelo se ha utilizado para cicatrizar nuestra herida, se ha permitido experimentar las emociones más profundas y frecuentemente dolorosas, entonces —dice O'Connor— se está preparado para el siguiente capítulo de la vida.

Debido a que no se puede apartar el sufrimiento y lo que una enfermedad como el cáncer implica, se puede tomar una actitud positiva, encontrándole un sentido a toda esa amarga experiencia y transformándola en un gran aprendizaje. Las bases para poder encontrar un sentido a experiencias adversas son individuales. Pero la vida ofrece una ventana de esperanza a esa elección que se encuentra en cada uno de nosotros.

Por aquellos que se nos adelantaron, vivamos con honor en su memoria.

Debajo de mi piel de Mónica Salmón
se terminó de imprimir en diciembre de 2020
en los talleres de
Impresora Tauro, S.A. de C.V.
Av. Año de Juárez 343, col. Granjas San Antonio,
Ciudad de México